K.A. ROSENBAUER: Tabellen und Abbildungen zur Zytologie, Histologie, Mikroskopischen Anatomie und Differentialdiagnose

Tabellen und Abbildungen
zur
Zytologie, Histologie, Mikroskopischen Anatomie
und
Differentialdiagnose

K. A. Rosenbauer

GIT VERLAG ERNST GIEBELER, DARMSTADT

© 1984 by GIT VERLAG ERNST GIEBELER, D-6100 Darmstadt
Alle Rechte vorbehalten, insbesondere das des öffentlichen Vortrags
und der fotomechanischen Wiedergabe, auch einzelner Teile.
Satz und Druck: topdruck A. Bachmeier KG, 6940 Weinheim
Printed in Germany 1984

ISBN 3-921956-37-4

Inhalt

Vorwort VII

Allgemeines VIII

Zytologie
Zellaufbau und Nomenklatur 1
Zellkern 8
Zytoplasma 14

Histologie
Epithelgewebe 24
Drüsen mit äußerer Sekretion 30
Bindegewebe 34
Stützgewebe 48
Muskelgewebe 60
Nervengewebe 66
Gewebe ohne Zellverband 71
Formelemente des Blutes 72

Mikroskopische Anatomie
Herz 81
Blutgefäße 82
Lymphatische Organe 85
Verdauungssystem 90
Leber und Gallenwege 102
Atemwege 105
Harnorgane 109
Weibliche Genitalorgane 112
Männliche Genitalorgane 123
Drüsen mit innerer Sekretion 131
Nervensystem 138
Sinnesorgane 142
Haut 149

Differentialdiagnose
Checklisten 158
Differentialdiagnose von Gebilden, bei denen mehrere Oberflächen
angeschnitten sind 163

Präparationsmethoden
Routinepräparationsmethoden 170
Fixierungsmittel 172
Färbemethoden 173
Reagenzien für die Histologie 185

Literatur 188

Bildteil 195

Vorwort

Tabellen und Schemata können Lehrbücher der Zytologie, Histologie und Mikroskopischen Anatomie nicht ersetzen, noch machen sie das Studium dieser Gebiete am Präparat überflüssig. Sie sind ein memotechnisches Hilfsmittel, das sich zur Rekapitulation des Stoffes und zur Lösung differentialdiagnostischer Probleme anbietet. Durch seine Gespräche mit Medizinstudenten und auch beim Unterricht in der Schule für medizinisch-technische Assistenten ist dem Autor bewußt geworden, daß eine derartige Zusammenstellung hilfreich sein kann. Hinzu kommt die leidvolle Erfahrung, daß die Hörer in Vorlesungen und Vorbesprechungen zu mikroskopischen und mikroskopisch-diagnostischen Kursen mit besonderer Vorliebe projizierte oder auf Tafeln stehende Tabellen mitschreiben und sie während dieser Zeit nicht aufnahmefähig sind für die vom Dozenten mit diesen Auflistungen in Zusammenhang gebrachten Tatsachen.

Aus diesen Gründen hat sich der Autor entschlossen, die sich seit Jahren in seinen Vorlesungen bewährten Schemata und Tabellen zu vervollständigen und in der nunmehr vorliegenden Form zu veröffentlichen. Er hofft, damit zu einer Rationalisierung des Unterrichts und zu einer Entlastung der Hörer beitragen zu können.

Da die Kenntnis der normalen Zytologie, Histologie und Mikroskopischen Anatomie Grundlage für die Pathohistologie ist, wurden gelegentlich Hinweise auf die Funktion und auf das krankhaft veränderte Gewebe aufgenommen. Es soll damit dem Leser das Einfühlen in pathogenetische Mechanismen erleichtert und der Bezug zur Klinik hergestellt werden.

Allen, die bei der Erstellung der Tabellen mitgeholfen haben, möchte ich herzlich danken.

Mein größter Dank gilt meinem Mitarbeiter Herrn Zahnarzt M. Prinzler. Ohne seine ständige Hilfe und seine kritischen und konstruktiven Stellungnahmen hätte dieses Buch kaum so einheitlich gestaltet werden können. Das Schreiben des Manuskriptes war durch die Vielzahl der Tabellen besonders schwierig. Meine Sekretärin, Frau G. Jansen hat diese Aufgabe geduldig und präzise gelöst. Auch Frau U. Becker und Frau B. Jansen waren mir eine wertvolle Hilfe. Allen genannten Damen möchte ich herzlich danken.

Meine Arbeit wurde durch die Sparte Diagnostica der Firma E. Merck (Darmstadt) unterstützt. Hier gilt mein Dank besonders Herrn Dr. Sachs und Herrn Apotheker K. Gerbig.

Schließlich ist es mir ein Bedürfnis, meinem Verleger, Herrn E. H. W. Giebeler sowie seinen Mitarbeitern, Herrn J. P. Matthes und dem Leiter der Herstellungsabteilung, Herrn B. Happel für die hervorragende Zusammenarbeit zu danken.

Düsseldorf, im März 1984   Karlheinz A. Rosenbauer

Allgemeines

Alle Kapitel in diesem Tabellenwerk sind streng systematisch geordnet, so daß das Auffinden spezieller Schemata an Hand des Inhaltsverzeichnisses leicht möglich ist. Auf ein separates Stichwortregister konnte deshalb verzichtet werden.

Sind zu einer Tabelle Abbildungen vorhanden, werden die entsprechenden Abbildungsnummern rechts oben auf der jeweiligen Seite aufgeführt.

Ein ▸ bedeutet, daß zu dem betreffenden Stichwort entweder separate Tabellen erstellt wurden, oder daß am Ende der Tabelle besondere Anmerkungen stehen.

Folgenden Kolleginnen und Kollegen bin ich für überlassene Präparate, Mikrophotographien und Ratschläge zu großem Dank verpflichtet:

Herrn Prof. Dr. Gottfried Arnold (Düsseldorf)

Frau Dr. Dr. Cornelia Campean (Düsseldorf)

Herrn Dr. Dr. Nicholae Campean (Düsseldorf)

Herrn Prof. Dr. Waldemar Hort (Düsseldorf)

Herrn Prof. Dr. Jürgen Metz (Heidelberg)

Herrn Prof. Dr. Gerd Novotny (Düsseldorf) [N.]

Herrn Prof. Dr. Wirnt Rick (Düsseldorf) [R.]

Frau Dr. Ludmilla Staneva (Düsseldorf) [St.]

Die jeweiligen Präparate oder Abbildungen sind in den Legenden mit dem oben aufgeführten Symbol gekennzeichnet. Auch weiterhin bin ich für Verbesserungs- und Ergänzungsvorschläge dankbar.

Alle lichtmikroskopischen Photogramme wurden mit Hilfe eines Wild-Photomakroskops oder eines Leitz-Orthoplan-Mikroskops auf Kodak Ektachrom, EPY 50-Film aufgenommen. Für die rasterelektronenmikroskopischen Bilder stand ein Joel JSM-U3 Rasterelektronenmikroskop zur Verfügung. Als Aufnahmematerial diente Ilford FP 4-Film. Die in meinem Institut erstellten transmissionselektronenmikroskopischen Aufnahmen wurden mit einem Zeiss EM 9 Elektronenmikroskop auf Du Pont Graphic-Arts-Film aufgenommen.

Aufbau des Körpers

- Zellen
  - totipotente
  - geringgradig spezialisierte
  - hochdifferenzierte
- Gewebe
  - Zellen
  - Interzellularsubstanz
- Organe
  - Hüllen
  - Stroma
  - Parenchym
- Organsysteme
  - funktionell zusammengehörig
  - entwicklungsgeschichtlich zusammengehörig
  - funktionell und entwicklungsgeschichtlich zusammengehörig

Nomenklatur

- Zytologie — Lehre von der Struktur der Zellen
- Histologie — Lehre von der Zusammensetzung der Gewebe
- mikroskopische Anatomie — Lehre von der geweblichen Zusammensetzung der Organe
- Gewebe — Verband aus gleichartig, differenzierten Zellen mit gleichen oder ähnlichen Aufgaben, besteht entweder nur aus Zellen oder aus Zellen und Interzellularsubstanz

Eine Einteilung der verschiedenen Gewebe läßt sich nach folgenden Gesichtspunkten vornehmen:

a) nach morphologischen unter Berücksichtigung der Funktion (z. B. Epithelgewebe)

b) ausschließlich nach der Funktion (z. B. Muskelgewebe)

c) mit Einschränkungen nach genetischen Zusammenhängen (z. B. Nervengewebe), wobei berücksichtigt werden muß, daß morphologisch gleichartige Gewebe (z. B. Muskelgewebe) genetisch unterschiedliche Ursprünge haben können (Muskelgewebe im allgemeinen: mesodermaler Ursprung, Mm. sphincter et dilator pupillae aber ektodermaler Abstammung)

1. Zytologie

Die Zelle und Zellbestandteile

Schemata vom Aufbau einer Zelle oder einer Auflistung der Zellbestandteile finden sich in jedem Lehrbuch. Dies wird dadurch möglich, daß alle Zellen den gleichen Grundaufbau besitzen und bei spezialisierten Zellen differenzierungstypische Merkmale vorhanden sind.

Die Nomenklatur, die in der Zytologie üblich ist, besteht aus einer Mischung von Termini technici, die sich einerseits von lichtmikroskopischen Befunden aus dem vergangenen und diesem Jahrhundert, andererseits von transmissionselektronenmikroskopischen und neuerdings von rasterelektronenmikroskopischen Beobachtungen ableiten. So ist der Ausdruck „Nervenzelle" erstmalig zu einer Zeit benutzt worden, als man den Zusammenhang zwischen dem Perikaryon dieser Zelle und den Ausläufern (Nervenfasern) noch nicht erkannt hatte. Auch Bezeichnungen wie zum Beispiel „Fibrillen" wurden beibehalten, obwohl sich durch elektronenmikroskopische Untersuchungen herausgestellt hat, daß es sich dabei vielfach um lichtmikroskopische Äquivalentbilder ganz anderer Strukturelemente handelt.

Daß der als Schema wiedergegebene Bauplan einer Zelle dem Bedürfnis des Untersuchers angepaßt werden kann und muß, wird durch die nachfolgenden Beispiele ersichtlich. Will man z.B. Morphometrie betreiben, so gehören „Zwischenräume" mit zum notwendigerweise Aufzulistenden, obwohl es derartige leere Räume in der lebenden Zelle sicherlich nicht gibt.

Nomenklatur: Zelle und Zellbestandteile

- Nucleus — Zellkern
- Nucleolus — Kernkörperchen
- Zytoplasma — Zelleib
- Hyaloplasma — lichtmikroskopisch homogen erscheinender Bestandteil des Zytoplasmas aus in Wasser dispergierten Eiweißen; es enthält außer Mineralsalzen (Na^+, K^+, Ca^{++}, Mg^{++}) auch Spurenelemente (Fe, Cu, Co, Mn, Zn, J, F)
- Euplasma — reversible, nur im Zusammenhang mit der mitotischen Zellteilung auftretende fädige Strukturen
- Metaplasma — im Lichtmikroskop fibrillär erscheinende irreversible, in bestimmten Zellen vorkommende Strukturen
- Paraplasma — tote, reversible Einschlüsse, die entweder von der Zelle selbst gebildet (z. B. Sekretgranula) oder gespeichert werden; die paraplasmatischen Bestandteile müssen eine lichtmikroskopisch erkennbare Struktur haben (z. B. Eiweiße als Reinke-Kristalle)
- Zellorganellen — zytoplasmatische Strukturen, die spezifisch für das Leben der Zelle erforderliche Partialfunktionen ausüben
- Plasmalemm — lichtmikroskopisch nicht sichtbare Zellmembran

Lebensäußerungen der Zelle

- Stoffwechsel
  - Baustoffwechsel
  - Betriebstoffwechsel
- Stofftransport
  - Stoffaufnahme
  - Stoffabgabe
- Bewegung
  - Lokomotion
  - Kontraktion
  - extrazellulärer Transport
- Vermehrung
  - (Amitose)
  - Mitose
  - (Meiose)
- Wachstum
  - Zellvergrößerung durch Zunahme von hochmolekularen Eiweißverbindungen und Organellen
- Reizbarkeit
  - Reizbildung
  - Reizantwort
- Alterserscheinungen
  - Strukturveränderungen der DNA
  - Reduktion von Zellorganellen (verminderte Leistung)
  - Atrophie
  - Anreicherung von Stoffwechselprodukten (Blockierung der Funktion)
- Tod
  - Karyopyknose
  - Karyolyse
  - Karyorrhexis

Die Zelle

Einteilung nach v. Mayersbach (1973) stark verändert und ergänzt

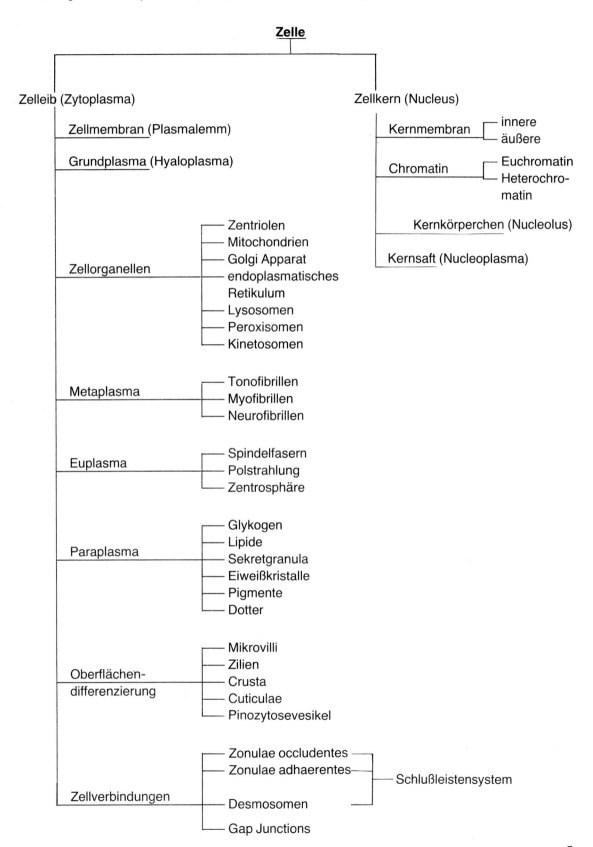

Die Zelle
Einteilung nach H. David (1978)

1. **Zellorganellen**

    Zellkern

        Chromatin

        Kernkörperchen

        Kernmembran

    Mitochondrien

    endoplasmatisches Retikulum

        granuläre Form

        agranuläre Form

    Ribosomen – Polysomen

    Golgiapparat

    Zentriolen

    Lysosomen

    Peroxisomen

    Mikrofilamente

    Mikrotubuli

    Zellmembran

2. **Zelleinschlüsse**

    Sekretionsprodukte

    Pigmente

    Glykogen

    Lipide

    kristalline Einschlüsse

3. **Grundplasma**

Einteilung einer Zelle (Makrophage) zur stereologischen Untersuchung
nach Mayhew (1979):

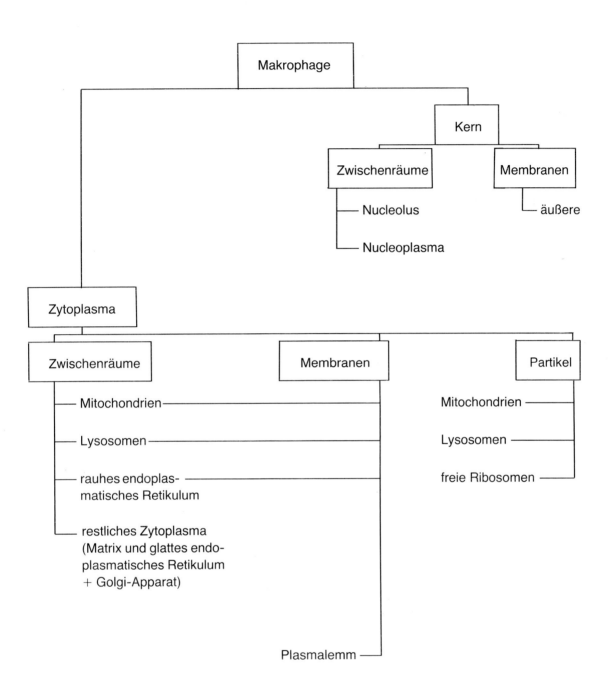

Die Oberfläche vieler Zellen (z. B. Epithelzellen, Erythrozyten, Lymphozyten, Eizellen) besteht aus einer Polysaccharid-reichen Schicht, der sog. Glykokalyx, die sich jedoch weder mit licht- noch mit elektronenmikroskopischen Routinemethoden zur Darstellung bringen läßt. Die Glykokalyx ist hauptsächlich aus Glykoproteinen und Glykolipiden aufgebaut.

Lichtmikroskopischer Nachweis durch die Perjodsäure-Schiff-Reaktion oder Alcianblaufärbung. Elektronenmikroskopischer Nachweis durch Ruthenium-Rot, Tannin, kationisches Ferritin oder Wolframsäure.

Abb. 19–24

Kernbestandteile (Nomenklatur)

- Kernmembran / Karyolemm — Doppelmembran, bestehend aus karyoplasmatischer (innerer) und zytoplasmatischer (äußerer) Kernmembran; etwa 50 nm große Poren werden durch eine einfache Membran überbrückt (Diaphragma)
- Chromatin — mit Kernfarbstoffen anfärbbare Bestandteile des DNS-haltigen Zellkernmaterials
- Kernkörperchen / Nucleolen ▶ — lichtmikroskopisch runde Gebilde; kommen in den meisten Zellkernen in der Einzahl vor, in Kernen bestimmter Zellen auch multipel; enthalten Ribonukleotide
- Kernsaft / Karyoplasma — nicht anfärbbare Bestandteile des Zellkerns

Nucleolus

- Vorkommen — im Interphasekern der meisten Zellen
- Anzahl — meist in der Einzahl, gelegentlich mehrere (Leberzellen), in Oozyten von Amphibien bis zu mehreren Tausend; fehlt in reifen Samenzellen.
- Größe — ⌀ ca. 1 – 2 μm
- Struktur — keine umgebende Membran; lichtmikroskopisch runde Körper, elektronenmikroskopisch ist eine Pars granulosa (Körnchen, ⌀ ca. 15 nm) und eine Pars fibrosa (Filamente, ⌀ ca. 5 nm) unterscheidbar
- Inhalt — ribosomale RNA, Proteine
- Aufgabe — Transkription ribosomaler RNA (rRNA) und messenger RNA (mRNA)
- Pathologie
  - Nukleolarlakunen bei Geschwulstzellen mit gesteigertem Proteinstoffwechsel
  - Hypogranulierung in Hepatozyten bei Leberregeneration
  - Segregation nach Antibiotikatherapie (z. B. Aktinomyzin D), Vergiftung durch Fliegenpilz-Toxine

Kernmorphologie (nach COTTIER 1980, verändert)

Kernform	physiologisch	pathologisch
rund	kubisches Epithel (isoprismatisches Epithel) Lymphozyten, Plasmazellen, Ganglienzellen, Drüsenzellen, Eizellen, unreife Zellen	viele Karzinome, chronische lymphatische Leukämie, multiple Myelome, unreifzellige Leukämien
oval	einschichtiges Plattenepithel, prismatisches Epithel, oberste bzw. obere Zellage des mehrschichtigen Plattenepithels, Herzmuskelzellen, quergestreifte Muskulatur, Astrozyten, Fibroblasten	viele Karzinome, Astrozytome, Fibrosarkome, Basaliome, kleinzellige, fusiforme Bronchialkarzinome
spindelförmig	glatte Muskelzellen, Fibrozyten, Zellen der Schwann' Scheide	spindelzellige Sarkome, Karzinome, evtl. Neurinome, Leiomyome, Leiosarkome
schuhsohlenförmig	———	Epitheloidzellen Tuberkel, Lues III, Sarkoidose, Aschoff-Geipel Knötchen
nierenförmig	Metamyelozyten, z. T. Histiozyten	maligne histiozytäre Neoplasien
nierförmig gelappt	Monozyten	———
tief eingebuchtet	———	zentrozytäre maligne Lymphome
gyriert	———	maligne T-Lymphozyten-Lymphome
korkenzieherartig gewunden	kontrahierte Gefäßmuskelzellen	———
segmentiert	segmentkernige Granulozyten	Sternbergzellen (= path. veränderte Retikulumzellen), hypersegmentierte Granulozyten
randständig komprimiert	Fettzellen	Siegelringzellkarzinom
unregelmäßig	———	polymorphzellige Neoplasmen, Mykosen
annähernd dreieckig	verzweigte glatte Muskelzellen	———

Mehrkernigkeit (nach COTTIER 1980, verändert)

Zelltyp	Zustandekommen der Mehr- oder Vielkernigkeit
Synzytiotrophoblast (Placenta)	primär Schwinden der Zellgrenzen
Osteoklasten/ Chondroklasten	Fusion?
quergestreifte Muskulatur	fehlende Plasmateilung
Herzmuskelzellen	fehlende Plasmateilung
Belegzellen der Magendrüsen	fehlende Plasmateilung
Deckzellen des Übergangsepithels	fehlende Plasmateilung
z. T. vegetative Ganglienzellen	fehlende Plasmateilung
Leberzellen	Amitose
angiogene Riesenzellen (Endothelsprossen?)	unbekannt
Fremdkörper- bzw. Langhans' Riesenzellen	Fusion von Histiozyten
Xanthomzellen (Schaumzellen)	Fusion von Histiozyten
Riesenzelltumorzellen	unbekannt
Zellen mit Satellitenkernen	Chromosomenversprengung

Zytologische Geschlechtsdiagnose

- **Sex-Chromatin**
  - Synonyma
    - Geschlechtschromatin
    - Barr' Körperchen
    - Nucleolarsatellit
  - charakteristische Lage unter der Kernmembran, gelegentlich am Nucleolus oder zwischen Nucleolus und Kernmembran
  - klassische Form — rund – oval
  - $\varnothing$ ca. 1 – 1,5 µm
  - stark basophil
  - Abweichungen
    - Mikroform
    - Makroform
    - Dreieckform
    - Längsform
  - Häufigkeit — ♂ 0 – 4 %   ♀ 25 – 75 %

- **Drumsticks**
  - 1,5 – 2 µm lange, trommelschlegelartige Anhänge an den Kernen der Granulozyten
  - auf 500 Granulozyten müssen bei ♀ mindestens 6 Drumsticks vorhanden sein

- **Pseudodrumsticks** — sog. small-clubs, die auch bei ♂ vorkommen, kleiner als Drumsticks

- **F-Bodies** — nach Färbung mit Acridinfarbstoffen kleine fluoreszierende Körperchen, nur beim ♂, entsprechend dem Y-Chromosom

Syndrom	Heterosomen-konfiguration	X-Chromatin	Y-Chromatin
normal, männlich	XY	○	⊙
normal weiblich	XX	◐	○
Penta-X	XXXXX	⊛	○
Tetra-X	XXXX	⊙⊙	○
Triplo-X	XXX	◐	○
deletiertes X	Xx	◖	○
Turner	XO	○	○
Diplo-Y	XYY	○	⊙⊙
Klinefelter	XXY	◐	⊙
Klinefelter	XXXY	◐	⊙
Klinefelter	XXXXY	⊛	⊙
Klinefelter	XXYY	◐	⊙⊙

Im Interphasekern läßt sich das inaktive X-Chromosom durch Kernfärbung (∅ ca.0,5−1 µm, meist an der inneren Kernmembran gelegen) und das Y-Chromosom mit Chinacridinfarbstoffen (fluoreszierendes Y-Körperchen) darstellen (s. S. 11)

Irreversible Schädigung des Zellkerns

- Karyopyknose — hochgradige Verdichtung der Kernsubstanz mit herabgesetztem DNS- und Proteingehalt
- Karyolyse — Auflösung des Chromatins (oft als Kernwandhyperchromatose beginnend), später des gesamten Zellkerns
- Karyorrhexis — Zerfall des Zellkernes in Chromatinbrocken (tropfige Koagulation der Nukleoproteide) mit Übertritt in das Zytoplasma

Kerneinschlüsse

- vorgetäuscht durch Plasmaeinstülpung

- Glykogen
  besonders bei Diabetikern und Glykogen-
  speicherkrankheiten vom Typ I

- Schwermetalle
  z. B. Pb bei Bleivergiftung

- Kristalloide
  z. B. bei Virusinfektionen:
  Vorstufen von Viren oder unspezifische
  Degenerationsprodukte

- Pigmente
  z. B. eisenhaltige Pigmente

- Lipide
  z. B. bei schwerer Leberzellverfettung

- Eiweißkristalle
  in den Kernen der Leydig' Zwischenzellen
  nach der Pubertät

- fibrilläre oder granuläre Körper
  z. B. bei Gliomen, Morbus Hodgkin
  oder bronchiogenen Karzinomen

- Lamellen oder Tubuli
  in den Anfängen der Sekretionsphase
  in Endometriumzellen

- Mitochondrien
  in den Kernen von Retikulumzellen bei Morbus Hodgkin

Abb. 24, 50

Abb. 15

Endoplasmatisches Retikulum

- **Vorkommen** — in allen Zellen mit Ausnahme der Erythrozyten

- **Struktur** — System von kommunizierenden Gängen, Spalträumen oder Kanälchen aus Zytomembranen, im elektronenmikroskopischen Bild lamellär, tubulär oder vesiculär; das lamellär ausgebildete endoplasmatische Retikulum ist außen mit Ribosomen besetzt (rauhes endoplasmatisches Retikulum), die tubuläre und vesiculäre Form ist ohne Ribosomenbesatz (glattes endoplasmatisches Retikulum)

- **Aufgaben**
  - rauhes ER
    Synthese und Transport von Proteinen, die als Sekret oder in anderer Form in den extrazellulären Raum gelangen
  - glattes ER
    Lipid-, Cholesterol- und Glykogenstoffwechsel, Synthese von Steroiden, Entgiftung, Lipidtransport, Impulstransmission bei Muskelkontraktion

- **Pathologie**
  - rauhes ER
    Innenkörperchen (Protein-Kristalle, Eiweiß etc.) bei Transport- und Sektretionsstörung,
    Dilatation bei Zellschwellung,
    Membranae annulatae in Epithelkörperchen-Adenomzellen
  - glattes ER
    Zisternenbildung bei akutem O_2-Mangel
    Hyperplasie: Medikamentös bedingt
    (Barbiturate, Antibiotica, Ovulationshemmer, Antihistaminica, Phenylbutazon)
    Degeneration bei Einwirkung von Toxinen

Golgi-Apparat

- Vorkommen — in allen Zellen, mit Ausnahme der Erythrozyten und der verhornenden Epidermiszellen
- Lokalisation — in Kernnähe
- Größe — ⌀ der Vesiculi ca. 65 nm
- Struktur — 5 – 10 abgeflachte Sacculi, von Poren durchsetzt, keine Verbindung der Innenräume; Vakuolen und Vesiculi können sich zum Stofftransport abschnüren
- Aufgabe — Sekretkondensation, Speicherung und Ausschleusung von Vesikelinhalt
- Pathologie
  - Verkleinerung des Golgikomplexes bei Hungerzuständen
  - Hyperplasie bei verstärkter Proteinproduktion im rauhen endoplasmatischen Retikulum
  - Kollaps oder Atrophie bei herabgesetzter Proteinsynthese und herabgesetzter Synthese von lysosomalen Enzymen

Ribosomen

- Vorkommen — in allen Zellen außer Erythrozyten
- Lokalisation — frei im Grundplasma oder an Membranen des endoplasmatischen Retikulums gebunden (rauhes ER)
- Anzahl — von Zellart zu Zellart wechselnd, basophile Zellen enthalten viele, azidophile Zellen weniger Ribosomen
- Größe — ⌀ ca. 15 – 25 nm
- Struktur — rundliche Körnchen, einzeln liegend oder zu Polyribosomen (Polysomen, rosettenförmig) zusammengefaßt
- Inhalt — Proteine, ribosomale RNA
- Aufgabe — Polypeptidsynthese aus Aminosäuren
- Pathologie — Desaggregation von Polyribosomen bei Sauerstoffmangel, Mangelernährung nach Verabreichung zellschädigender Substanzen, bei krankhaft herabgesetzter Proteinsynthese

Abb. 7

Lysosomen

- Vorkommen — in allen Zellen (außer in Erythrozyten)
- Größe — ⌀ ca. 0,05 – 2 μm
- Struktur
  - von einer Membran umgeben (keine Doppelmembran)
  - Inhalt kann homogen, granulär, lamellär, schollig oder uneinheitlich sein
- Inhalt — Hydrolasen
- Aufgaben
  - Aufnahme von extrazellulären Stoffen oder Teilchen Phagolysosomen, Heterolysosomen
  - Aufnahme zelleigener Komponenten Zytolysosomen, Autolysosomen
- Pathologie — Verdauung zelleigener Substanz nach Schädigung der Lysosomenmembran (z. B. durch Viren)

Mikrotubuli

- Vorkommen — in allen Zellen (außer in Erythrozyten) Zentriol, Spindelapparat, periphere und zentrale Mikrotubuli der Zilien, Neurotubuli, in Thrombozyten
- Größe — ⌀ ca. 20 – 30 nm, Länge bis zu mehreren Zentimetern
- Struktur — hohle Röhren, Lumen ca. 6 nm weit
- Aufgaben — Chromosomen- und Kinozilienbewegung, temporäres oder permanentes Zytoskelett
- Pathologie
  - Depolymerisation durch Colchizin, Äthylalkohol, ionisierende Strahlen
  - Polymerisation bei erhöhter hormonaler Stimulation (in Schilddrüsenzellen durch TSH, durch Vinblastin)
  - unregelmäßig gewunden oder geschlängelt bei Gehirnveränderungen (Parkinsonismus, Morbus Alzheimer, senile Demenz)

Abb. 5–6

Mitochondrien ▶

- **Vorkommen** — in allen Zellen (außer in Erythrozyten)
- **Anzahl**
  - 1000–5000 pro Säugetierzelle
  - bis 250 000 bei Protozoen
- **Größe** — ⌀ ca. 0,2 – 1 μm, je nach Form bis mehrere Mikrometer lang
- **Struktur und Inhalt**
  - **äußere Membran**
    - Monoaminooxidasen
    - Aminosäurehydrogenasen
    - Adenylatkinasen
  - **innere Membran**
    - Oberflächenvergrößerung durch
      - Christae — Normaltyp
      - Tubuli — in steroidsynthetisierenden Zellen
      - Sacculi — Sonderform des Tubulustyps (Discochondrien)
      - Prismen — in Gliazellen (Prismen und Cristae)
    - Enzyme der Atmungskette
    - Enzyme der oxidativen Phosphorylierung
  - **Matrix**
    - Enzyme des Zitronensäurezyklus
    - Enzyme der Fettsäureoxidation
    - Granula intramitochondrialia (Inclusiones mitochondriales)
- **Aufgaben** — Gewinnung energiereicher Verbindungen, Umsetzung der Nährstoffe durch geordnete Multienzymsysteme
- **Pathologie**
  - reversible Schwellung und Kondensation
    - Sauerstoffmangel
    - Toxine (Diphtherietoxin)
    - Äthylalkohol
  - Riesenmitochondrien
    - Leberzellen bei Alkoholikern
    - Uraemie, Unterernährung
  - Störung der Innenstruktur
    - Vermehrung der Anzahl der Cristae bei Hypertrophien (Herzmuskelhypertrophie) in Hepatozyten nach Intoxikationen
    - Verminderung der Anzahl der Cristae in atrophischen Zellen, in Erythroblasten nach Chloramphenicol-Therapie
  - Innenkörper
    - Kalkgebilde
    - Hypervitaminose D, bei Parathyreoidismus
  - Veränderung der Anzahl
    - Zunahme: Tuberkulose, Hypertrophien, onkozytäre Tumoren
    - Abnahme: alternde Zellen, unreife neoplastische Zellen

▶ Die Gesamtheit aller Mitochondrien einer Zelle wird als Chondriom bezeichnet

Zytoplasmaeinschlüsse

- Sekretgranula
- Lipide
- Glykogen
- Bakterien —— z. B. bei Lepra und Gonorrhoe
- Pigmente
  - endogene
    - primäre Zellbestandteile
    - gebildet durch spezifische metabolische Prozesse
  - exogene
- Dotter
- Kolloide z. B. in Hypophysenvorderlappen – und Corpus luteum-Zellen
- Eiweißkristalle —— z. B. in Leydig' Zellen des Hodens
- Kristalloide —— z. B. in Hepatozyten bei chronischer Hepatitis
- virusähnliche Partikel —— z. B. bei Roux' Sarkom und bei Poliomyelitis

Pigmente –
Einteilung und Nachweis (unter Verwendung einer Tabelle von Bucher, 1980)

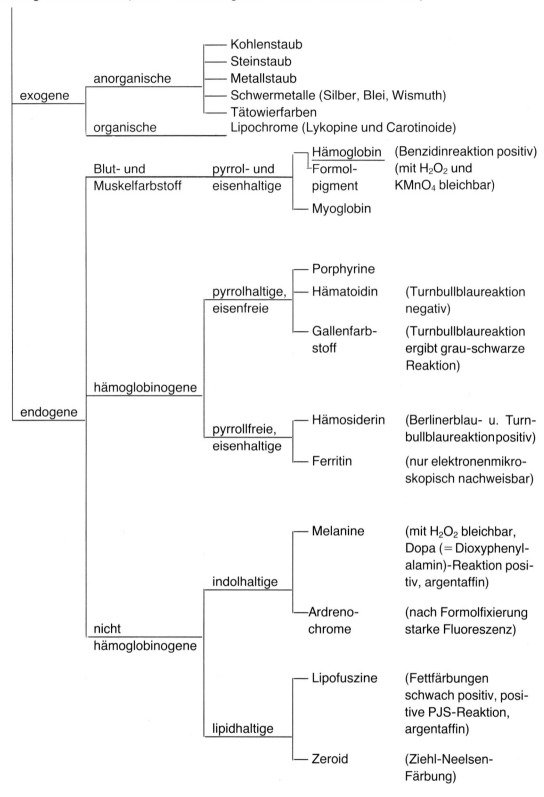

Abb. 1

Nomenklatur: Zellverbindungen bei Vertebraten (unter Verwendung eines Schemas von Weinstein und McNutt 1972)

Verbindungstyp   Synonyma

mit Membrankontakt

Zonula occludens ┐
Fascia occludens ┤──────────── tight junction, Verbundmembran, Kittlinie, external compound membrane, quintupled layered membrane junction
Macula occludens ┘

Nexus ──────────────────────── gap junction, closed contact, five layered attachment zone, quintupled layered membrane junction

ohne Membrankontakt (Interzellularspalt ca. 15–35 nm weit)

Zonula adhaerens ──────────── intermediate junction

Fascia adhaerens ──────────── myofibrillar insertion plaque, cardiac adhesion plaque

Macula adhaerens ──────────── Desmosom, multiple point junction, cardiac adhesion plaque

Teilungsarten

- homoplastische Teilung ── Mutterzelle und beide Tochterzellen identisch

- heteroplastische Teilung ── Tochterzellen identisch, gleichen jedoch nicht der Mutterzelle

- hemihomo–hemiheteroplastische Teilung ── eine Tochterzelle und Mutterzelle identisch, Tochterzellen nicht identisch

- Sukzedianteilung ── schnell aufeinanderfolgende Zellteilungen, bei denen sich bei jedem Teilungsschritt die Chromatin- und Zytoplasmamenge annähernd halbieren

Zellzyklus

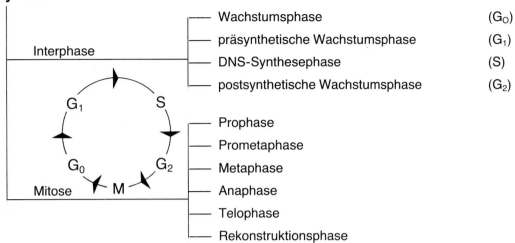

- Interphase
  - Wachstumsphase (G$_0$)
  - präsynthetische Wachstumsphase (G$_1$)
  - DNS-Synthesephase (S)
  - postsynthetische Wachstumsphase (G$_2$)
- Mitose
  - Prophase
  - Prometaphase
  - Metaphase
  - Anaphase
  - Telophase
  - Rekonstruktionsphase

Teilungsmodus

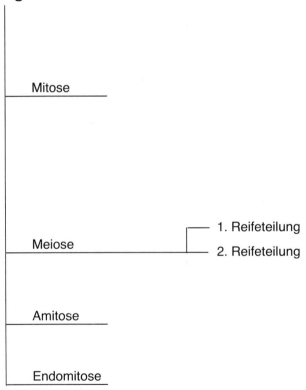

- Mitose
- Meiose
  - 1. Reifeteilung
  - 2. Reifeteilung
- Amitose
- Endomitose

Histologie (Gewebelehre)

Gewebe sind Verbände aus gleichartig differenzierten Zellen einschließlich ihrer Produkte (Interzellularsubstanzen), die gleiche oder ähnliche Funktionen haben.

Ihre Einteilung ist äußerst schwierig. Einerseits ist eine genetische Einteilung nicht möglich, man müßte sonst z. B. ektodermales, mesodermales und entodermales Epithelgewebe unterscheiden. Andererseits ist auch eine rein an der Funktion orientierte Gruppierung unzweckmäßig, da viele Gewebe ähnliche Aufgaben haben, und sie sich daher von einer bloßen Aufzählung kaum unterscheiden würde. Somit muß die Einteilung der Gewebe unter Berücksichtigung der Form und des baulichen Prinzips nach möglichst funktionellen Gesichtspunkten erfolgen.

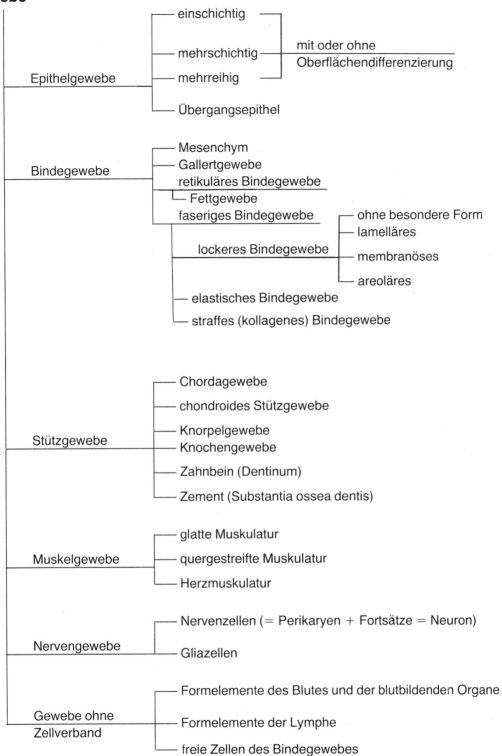

Abb. 25–102

Epithelgewebe

Epithelgewebe ist ein nahezu reinzelliges Gewebe aus geschlossenen Zellverbänden. Es überzieht die Körperaußenfläche und kleidet seine Innenflächen aus (Oberflächenepithelien). Außerdem besteht ein Großteil des Parenchyms derjenigen Organe, die genetisch als Einstülpungen oder Ausstülpungen der Körperaußen- und Innenfläche zu betrachten sind, aus Epithelgewebe (Drüsenepithelien).

Die Herkunft der Bezeichnung „Epithel" ist umstritten. Nach Hyrtl (1885) soll sich der Name Epithel vom Griechischen ableiten, und zwar von „ epi to telos" (= auf der Endfläche). Nach Schaffer (1927) hat dagegen Ruysch (1707) den Ausdruck „Epithelis" oder „Epithelia" in Anlehnung an die Bezeichnung „Epidermis" für die äußere Bedeckung der hohen Papillen an den Lippen und für die Auskleidung der Mundhöhle gebraucht. Schließlich leitet Heidenhain das Wort „Epithel" von „epithelein" (= über etwas hinwegwachsen) ab.

Epithelgewebe

- **Vorkommen**
  - Oberflächenepithel (innere und äußere Oberflächen)
  - Drüsenepithel

- **Einteilung**
  - nach der Zellform
  - nach der Schichtung
  - nach der Differenzierung der freien Oberfläche
  - nach der Funktion (Drüsenepithel, Sinnesepithel etc.)

- **Aufgaben**
  - Schutz
  - Stoffaufnahme (Resorption)
  - Stoffproduktion und Stoffabgabe (Sekretion)
  - Reizannahme und Reizweiterleitung
  - Bewegung

Abb. 25–27

Plattenepithel

- **einschichtig**
  - Endothel (innere Auskleidung von Herz, Blut und Lymphgefäßen)
  - Überkleidung der serösen Häute (Serosaepithel, Mesothel)
  - evtl. Keimepithel (Ovar)
  - Korneaendothel (hinteres Hornhautepithel)
  - Innenseite des Trommelfells, teilweise auch im Cavum tympani
  - häutiges Labyrinth
  - Wand der Cholangiolae (Herring' Kanäle) in der Leber
  - Lungenalveolen
  - Niere (Bowman' Kapsel, Überleitungsstück)
  - Rete testis (Sammelsystem für die Samenkanälchen)
  - erschöpfte Drüsenzellen
  - evtl. Schaltstücke der Mundspeicheldrüsen und der Bauchspeicheldrüse
  - Follikelepithel (Primärfollikel)
  - Amnionepithel

- **mehrschichtig unverhornt**
  - vorderes Hornhautepithel
  - Mundschleimhaut
  - Pars oralis pharyngis
  - Pars laryngea pharyngis
  - Plica vocalis
  - Anus
  - Vagina
  - Endteile der weiblichen Harnröhre
  - Fossa navicularis der männlichen Harnröhre
  - Oesophagus bei Omni- und Carnivoren

- **mehrschichtig verhornt**
  - Epidermis
  - Vestibulum nasi
  - Lippenrot
  - Gingiva (Zahnfleisch)
  - evtl. harter Gaumen
  - Papillae filiformes (Zunge)
  - äußerer Gehörgang
  - evtl. Vagina
  - Oesophagus der Herbivoren

Abb. 28, 29

Kubisches Epithel

- Plexus choroideus
- Stratum pigmenti retinae
- Pars ciliaris retinae
- Pars iridica retinae
- vorderes Linsenepithel
- teilweise Mittelohr
- in vielen Drüsen (je nach Funktionszustand)
- Schilddrüse
- Epithelkörperchen
- Leber
- kleine Gallengänge (Ductuli interlobulares)
- Niere
- Nebenniere
- Samenblasen
- evtl. Keimepithel
- Follikelepithel (Primär-, Sekundär-, Tertiärfollikel)
- Zytotrophoblast (sog. Langhans' Zellschicht der Chorionzotten)

Übergangsepithel (Auskleidung der ableitenden Harnwege)

- Nierenkelche
- Nierenbecken
- Ureter
- Harnblase
- Anfangsteil der männlichen und weiblichen Harnröhre

Zylinderepithel (Hochprismatisches Epithel)

- **einschichtig**
  - Magen
  - Dünndarm
  - Dickdarm
  - Ductus hepaticus
  - Gallenblase
  - Eileiter
  - Gebärmutter
  - große Sammelrohre der Niere
  - Ductus papillares (Niere)
  - Drüsenausführungsgänge
  - Übergang der kleinsten Bronchien in die Bronchiolen

- **mehrschichtig**
  - Fornix conjunctivae
  - Caruncula lacrimalis
  - Grenze zwischen Vestibulum und Regio respiratoria nasi
  - nasale Seite des weichen Gaumens
  - Laryngealseite der Epiglottis
  - Ductus parotideus
  - vorübergehend im embryonalen Oesophagus
  - teilweise in der weiblichen Harnröhre
  - teilweise in der Pars spongiosa urethrae

- **zweireihig**
  - Ductus nasolacrimalis
  - Tuba auditiva (Eustachii)
  - Ausführungsgänge der großen Speicheldrüsen
  - Ductus epididymidis (Stereozilien)
  - Ductus deferens

- **verkehrt zweireihig**
  - Maculae staticae utriculi et sacculi
  - Cristae ampullares
  - teilweise in der Papilla spiralis

- **mehrreihig**
  - in den Luftwegen als Flimmerepithel
    - Regio respiratoria nasi
    - Kehlkopf
    - Luftröhre
    - Bronchien
  - teilweise in der männlichen Harnröhre

Abb. 13, 32, 211, 216

Flimmerepithel

- einschichtig
  - Ventrikelependym
  - Eileiter
  - Uterus
- mehrreihig
  - Regio respiratoria nasi
  - Nebenhöhlen des Schädels
  - Tonsilla pharyngea (Überzug)
  - größter Teil des Kehlkopfes
  - Luftröhre
  - Bronchien
  - gelegentlich in Thymuszysten
- mehrreihig oder mehrschichtig
  - Ductuli efferentes testis
  - zeitweilig im embryonalen Oesophagus
- einschichtig und zweireihig
  - Tuba auditiva (Eustachii)

Hornbildungen

- Stratum corneum der Epidermis
- Papillae filiformes der Zunge
- Haare
- Penisstacheln vieler Säuger
- Borsten
- Stacheln
- Federn
- Nägel
- Hufe
- Klauen
- Krallen
- Schuppen
- Hautplatten der Reptilien
- Hörner der Cavicornier
- zahnartige Bildungen vieler Tiere
- Schnäbel

Exokrine Drüsen

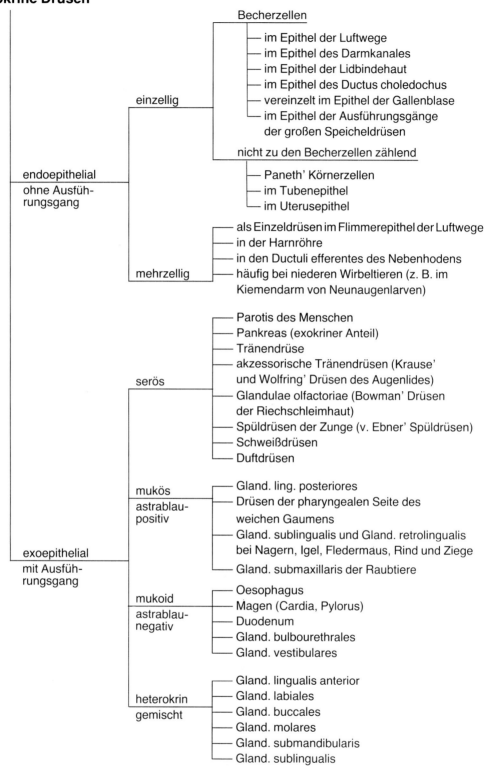

Sonderfälle:

Die Glandulae olfactoriae besitzen Endstücke, die in Bezug auf ihre Anfärbbarkeit serösen Drüsen gleichen. Morphologisch unterscheiden sie sich von diesen durch ein weiteres Lumen. Histochemisch läßt sich eine Schleimproduktion nachweisen.

Die Glandula parotis mancher Tiere (u. a. beim Schaf und bei Fleischfressern) besitzt neben serösen auch muköse Endstücke. Auch die sogenannten Backendrüse der Ziege ist gemischt.

Drüsenbau

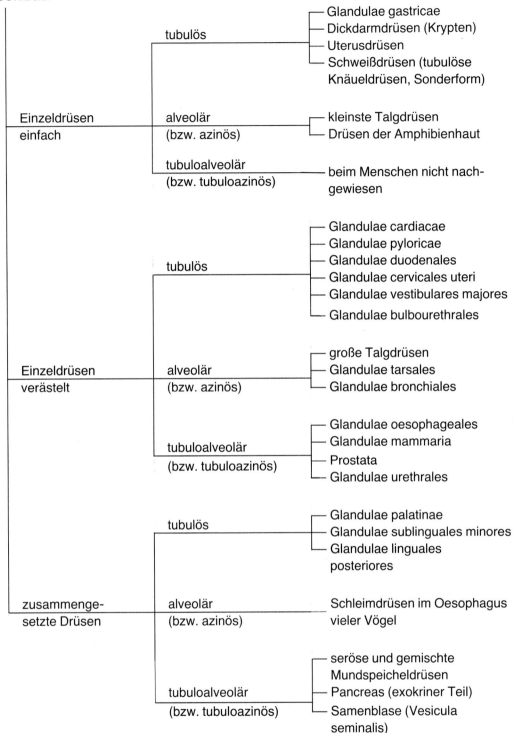

Die hier aufgeführten Bezeichnungen (tubulös, alveolär, tuboalveolär) beziehen sich immer nur auf die Endstücke, nie auf das Ausführungsgangsystem.

Exokrine vielzellige Drüsen

- homokrin — produzieren nur eine Sekretart (rein serös oder rein mukös)
- heterokrin — produzieren mehrere Sekretarten (gemischte Drüsen; je nach Überwiegen eines Sekretes: sero-mukös = vorwiegend serös oder muko-serös = vorwiegend mukös)

Unterscheidungsmerkmale seröser und muköser Endstücke

	seröse Endstücke	muköse Endstücke
Drüsenart:	azinös	tubulös
Verhalten bei Routinefärbungen:	dunkel	hell
Durchmesser des Endstückes:	klein	groß
Lumen:	eng, sternförmig	groß, rund
Zellgrenzen:	undeutlich	deutlich
Schlußleisten:	fehlen	vorhanden
interzelluläre Sekretkapillaren:	vorhanden	fehlen
Kernform:	rund	abgeplattet
Kernlage:	exzentrisch (basal)	basal (nahezu wandständig)
Sekretgranula:	vorhanden	fehlen

Sekretionsmechanismus

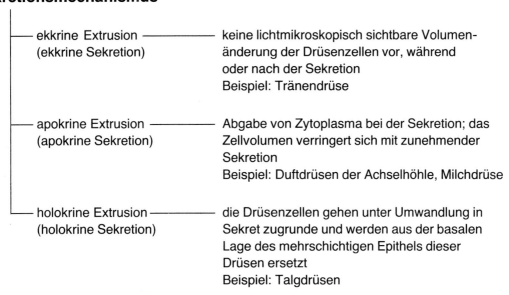

- ekkrine Extrusion (ekkrine Sekretion) — keine lichtmikroskopisch sichtbare Volumenänderung der Drüsenzellen vor, während oder nach der Sekretion
  Beispiel: Tränendrüse

- apokrine Extrusion (apokrine Sekretion) — Abgabe von Zytoplasma bei der Sekretion; das Zellvolumen verringert sich mit zunehmender Sekretion
  Beispiel: Duftdrüsen der Achselhöhle, Milchdrüse

- holokrine Extrusion (holokrine Sekretion) — die Drüsenzellen gehen unter Umwandlung in Sekret zugrunde und werden aus der basalen Lage des mehrschichtigen Epithels dieser Drüsen ersetzt
  Beispiel: Talgdrüsen

Differentialdiagnose exkretorischer Drüsen

Drüse	End-stücke	Schalt-stücke	Streifen-stücke	Ausführungs-gänge	Sonstige Merkmale
Glandula parotis	homokrin	+++	+++	+++	reichlich Nervenanschnitte, viele Fettzellen
Pankreas (exkretorischer Teil)	homokrin rein serös	++ z.T. in den Endstücken= zentroazinäre Zellen	—	+++	Langerhans' Inseln (können im Caput pancreatis fehlen), wenig oder keine Fettzellen
Tränendrüse	homokrin rein serös	—	—	+++ direkt an die Endstücke anschließend	quergestreifte Muskulatur (M. levator palpebrae teilt die Tränendrüse)
v. Ebner' Spüldrüsen	homokrin rein serös	—	—	+ Mündung im Wallgraben der Papillae vallatae	
Glandula submandibularis	heterokrin seromukös	++	+++	+++	seröse (v. Ebner') Halbmonde
Glandula sublingualis	heterokrin mukoserös	(+)	(+)	+++	weniger seröse (v. Ebner') Halbmonde als in der Glandula submandibularis

Bindegewebe

Alle Bindegewebe bestehen aus Zellen und Interzellularsubstanzen, wobei die mechanische Beanspruchbarkeit eines derartigen Gewebes fast ausschließlich von der Art und der Menge der Interzellularsubstanz abhängig ist. Dabei steht mengenmäßig die Interzellularsubstanz nicht immer im Vordergrund. Bei einigen Bindegeweben (z. B. in großen Mesenchymlagern oder der Theca folliculi interna) überwiegt der zelluläre Anteil. Die Aufgabe des Bindegewebes besteht nicht nur, wie man seiner Bezeichnung entnehmen könnte, darin, Strukturen zu verbinden, sondern ist vielfältiger Art. So kann Bindegewebe als Trenngewebe oder als Schutz vor Wärmeverlust (z. B. Fettgewebe) fungieren. Außerdem kann es mechanische Aufgaben erfüllen oder an Stoffwechsel- und Abwehrvorgängen beteiligt sein.

Nomenklatur: Fasern

In vielen Lehrbüchern und Arbeiten wird der Ausdruck Faser fälschlich verwendet. So werden z. B. oft glatte Muskelzellen als glatte Muskelfasern bezeichnet. Der Ausdruck Nervenfaser für die Fortsätze der Nervenzellen bzw. der Perikaryen von Nervenzellen stammt aus einer Zeit, als man noch nicht erkannt hatte, daß beide Gebilde eine Einheit, nämlich die Nervenzelle (= Neuron) darstellen. Hier sollte der Ausdruck jedoch beibehalten werden.

kollagene Fasern	geformter Bestandteil der Interzellularsubstanz; kollagene Fasern geben beim Kochen Leim (z. B. Knochenleim)
präkollagene Fasern	Vorstufen der kollagenen Fasern
Sharpey' Fasern	vom Periost aus in den Knochen einstrahlende kollagene Fasern
retikuläre Fasern (Retikulinfasern)	geformter Bestandteil der Interzellularsubstanz des retikulären Bindegewebes
argyrophile Fasern	andere Bezeichnung für Retikulinfasern, da diese mit Silbersalzen imprägnierbar sind
elastische Fasern	fälschlich für elastisches Material, das nur in Form von elastischer Substanz, elastischen Netzbalken, elastischen Netzen oder elastischen Membranen vorkommt; elastische Fasern entstehen nur als isolierte Elemente beim Zerreißen elastischer Netze (z. B. im Zupfpräparat)
Thomes' Fasern	im Dentin liegende Zellfortsätze der Odontoblasten
Linsenfasern	längs ausgewachsene Epithelzellen, die später ihre Kerne verloren haben (werden bis zu 10 mm lang und bilden die Hauptmasse der Linse)
Nervenfasern	Fortsätze von Nervenzellen (Fortsätze + Perikaryon = Nervenzelle = Neuron)
Gliafasern	Fortsätze mancher Gliazellen
quergestreifte Muskelfasern bzw. Muskelfasern	kleinste Einheiten der Skelettmuskulatur mit bis zu mehreren tausend Kernen (Plasmodium)
glatte Muskelfasern	fälschlicherweise für glatte Muskelzellen oder Bündel glatter Muskelzellen verwendet.
Herzmuskelfasern	fälschlich verwendete Bezeichnung für Herzmuskelzellen aus einer Zeit, als man annahm, die Herzmuskulatur wäre ein Syncytium; heute gelegentlich für die makroskopisch präparierbare Verlaufsform der Herzmuskulatur gebraucht
Purkinjé' Fasern	aus spezifischen Muskelzellen bestehende subendokardiale Endausbreitung des Reizleitungssystems des Herzens

Bindegewebszellen

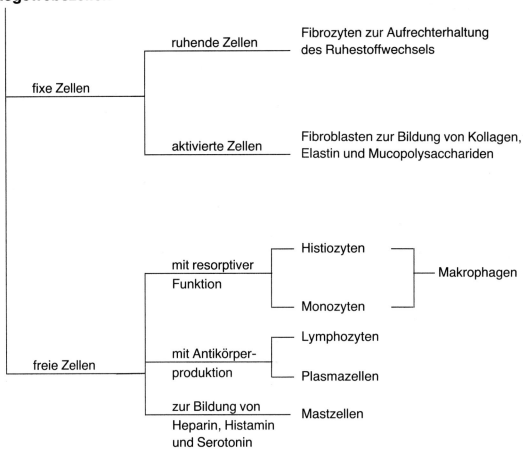

Interzelluläre Substanzen des Bindegewebes

	retikuläre Fasern	kollagene Fasern	elastische Substanz
Form:	zum Teil verzweigt	nicht verzweigt	in Form elastischer Netze, Netzbalken oder Membranen
Verhalten bei Beanspruchung:	zugelastisch	zugfest	sehr zugelastisch
Versilberung:	argyrophil	nicht argyrophil	nicht argyrophil
PJS-Reaktion:	positiv	negativ	negativ
Periodizität:	64 nm	64 nm	keine
Dicke:	0,2 – 1 µm	1 – 12 µm	bis 18 µm
Polarisationsoptik:	anisotrop	anisotrop	isotrop (gedehnt: anisotrop)
Zugabe von verdünnten Säuren: Laugen:	keine Quellung widerstandsfähig	Quellung Auflösung	keine Quellung widerstandsfähig
Verhalten in kochendem Wasser:	unlöslich	löslich = leimgebend	unlöslich

Die kollagene Faser und ihre Vorstufen

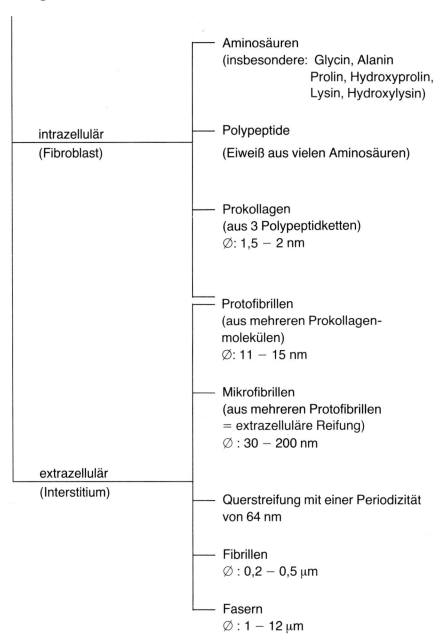

Kollagentypen und ihr Vorkommen (nach biochemischen Untersuchungen)

- **Typ I**
  - Haut
  - Knochen (einschließlich Periost und Endost)
  - Dentin
  - Blutgefäße
  - Sehnen (einschließlich Peritendineum)
  - Fascien
  - Faserknorpel
  - Uterus

- **Typ II**
  - Hyaliner Knorpel
  - Nucleus pulposus
  - Cornea
  - Glaskörper

- **Typ III**
  - Retikulinfasern
  - Blutgefäße
  - Fetale Haut
  - Knochenentwicklung
  - in heilenden Wunden

- **Typ IV**
  - Auge (Linsenkapsel)
  - Basalmembran
  - Hornhaut (Lamina limitans posterior)

- **Typ V**
  - Blutgefäße
  - glatte Muskulatur
  - Haut
  - Sehnenscheiden
  - Placenta
  - Amnion
  - Chorion

Retikuloendotheliales System (RES)

oder retikulohistiozytäres System (RHS)
oder retotheliales System   (RS)

Alle Zellen, die vital saure Farbstoffe (Trypanblau, Lithiumkarmin etc.) speichern, gehören zum RES.

Saure Farbstoffe werden erst durch Plasmaalbumine gebunden und dann durch Pinozytose aufgenommen.

Funktion des RES

- Aufnahme und Abbau oder Speicherung körpereigener Substanzen (Pigmente, Lipoide, Eiweißkörper).
- Veränderung von Antigenen, Induktion von Antikörperbildung

Zellen, die dem RES zugehören:

- Retikulum-Zellen
- Sinusendothel von
  Knochenmark,
  Milz,
  Lymphknoten
- v. Kupffer' Sternzellen der Leber
- Kapillarendothel von
  Nebenniere und
  Hypophysenvorderlappen
- Histiozyten ┐
              ├── im lockeren Bindegewebe
- Monozyten ┘
- Mesogliazellen (Hortega-Zellen)

Mesenchym

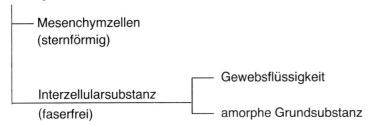
- Mesenchymzellen (sternförmig)
- Interzellularsubstanz (faserfrei)
  - Gewebsflüssigkeit
  - amorphe Grundsubstanz

Mesenchym (Vorkommen)

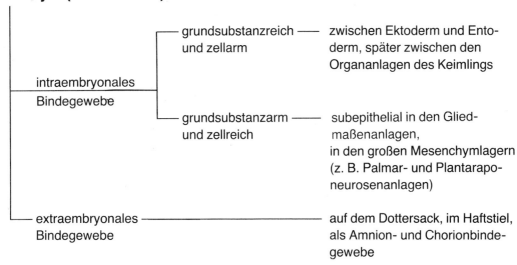
- intraembryonales Bindegewebe
  - grundsubstanzreich und zellarm — zwischen Ektoderm und Entoderm, später zwischen den Organanlagen des Keimlings
  - grundsubstanzarm und zellreich — subepithelial in den Gliedmaßenanlagen, in den großen Mesenchymlagern (z. B. Palmar- und Plantaraponeurosenanlagen)
- extraembryonales Bindegewebe — auf dem Dottersack, im Haftstiel, als Amnion- und Chorionbindegewebe

Gallertgewebe

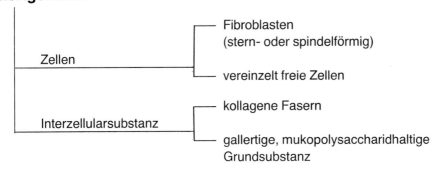
- Zellen
  - Fibroblasten (stern- oder spindelförmig)
  - vereinzelt freie Zellen
- Interzellularsubstanz
  - kollagene Fasern
  - gallertige, mukopolysaccharidhaltige Grundsubstanz

Gallertgewebe (Vorkommen)

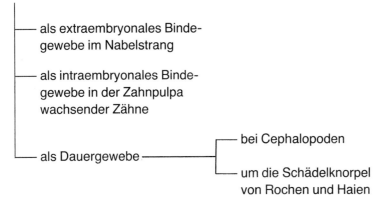
- als extraembryonales Bindegewebe im Nabelstrang
- als intraembryonales Bindegewebe in der Zahnpulpa wachsender Zähne
- als Dauergewebe
  - bei Cephalopoden
  - um die Schädelknorpel von Rochen und Haien

Retikuläres Bindegewebe

- Zellen
  - Retikulumzellen (dreieckig bis sternförmig)
  - freie Zellen
- Interzellularsubstanz
  - argyrophile Fasern
  - Gewebsflüssigkeit

Retikuläres Bindegewebe (Vorkommen)

- als Organstroma
  - Lymphknoten
  - Tonsillen
  - Milz
  - Knochenmark
- Lamina propria des Magen-Darmkanals und des Uterus
- um Blutkapillaren und Lymphgefäße

Abb. 49–50

Fettgewebe

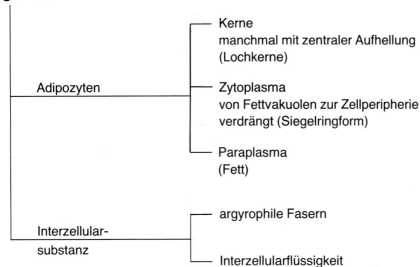

- Adipozyten
  - Kerne manchmal mit zentraler Aufhellung (Lochkerne)
  - Zytoplasma von Fettvakuolen zur Zellperipherie verdrängt (Siegelringform)
  - Paraplasma (Fett)
- Interzellularsubstanz
  - argyrophile Fasern
  - Interzellularflüssigkeit

Fettgewebsarten

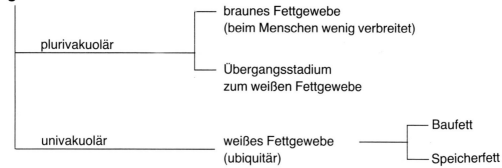

- plurivakuolär
  - braunes Fettgewebe (beim Menschen wenig verbreitet)
  - Übergangsstadium zum weißen Fettgewebe
- univakuolär
  - weißes Fettgewebe (ubiquitär)
    - Baufett
    - Speicherfett

Fettgewebe (Vorkommen)

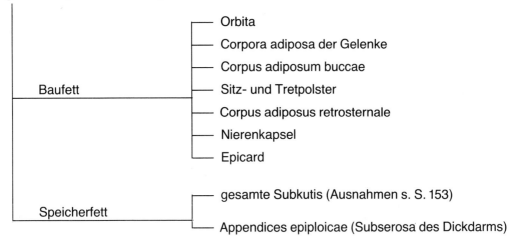

- Baufett
  - Orbita
  - Corpora adiposa der Gelenke
  - Corpus adiposum buccae
  - Sitz- und Tretpolster
  - Corpus adiposus retrosternale
  - Nierenkapsel
  - Epicard
- Speicherfett
  - gesamte Subkutis (Ausnahmen s. S. 153)
  - Appendices epiploicae (Subserosa des Dickdarms)

Fettgewebe (Bestandteile)

weißes Fettgewebe
- Lipide : 60 – 85 % (davon 90 – 99 % Triglyzeride)
- Wasser : 5 – 30 %
- Proteine : 2 – 3 %
- geringe Mengen von:
  Phospholipiden
  Diglyzeriden
  Monoglyzeriden
  Cholesterol
  freien Fettsäuren

braunes Fettgewebe
- weniger Neutralfett
- mehr Phospholipide
- Glykogen
- alkalische Phosphatase und andere Enzyme
- Cytochrom c
- antithyreotroper Faktor
- unbekannte Substanz mit androgener Aktivität
- im Extrakt: Faktor mit temperatur-, atemfrequenz- und blutzuckersenkender Wirkung
- Vitamin C

Pathologie

Tumoren des weißen Fettgewebes : Lipome
Tumoren des braunen Fettgewebes : Hibernome
(auch: braunes Lipom, Pseudolipom, Lipogranulom, Granulazellipom).
Viren proliferieren möglicherweise im braunen Fett (Poliomyelitis),
das weiße Fett ist jedoch virusfrei

Lockeres Bindegewebe

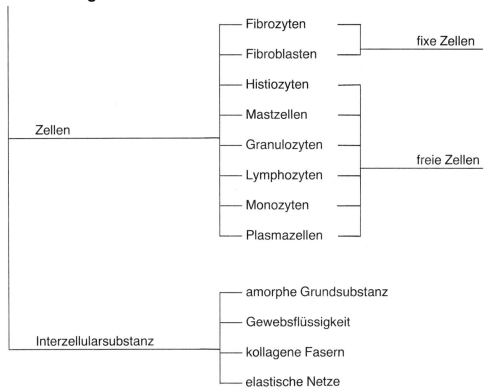

Lockeres Bindegewebe findet sich stets dort, wo eine Verschieblichkeit gewährleistet werden soll. Darüberhinaus hat es trophische und Abwehrfunktionen und ist das Hauptflüssigkeitsdepot des Körpers.

Lockeres Bindegewebe (Vorkommen)

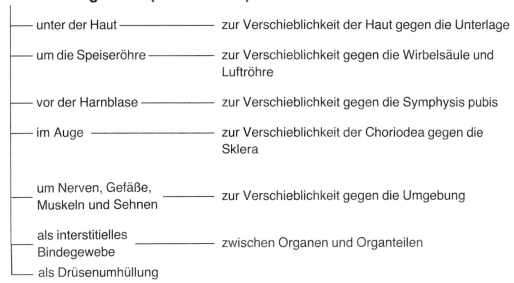

Kollagenes Bindegewebe

- Fibrozyten
- Interzellularsubstanz
  - kollagene Fasern
  - in wechselnder Menge elastische Netze
  - amorphe Grundsubstanz

Straffes (kollagenes) Bindegewebe (Vorkommen)

- Sehnen und Aponeurosen
- Bänder (Ausnahmen s. S. 47)
- Faszien
- Sklera
- Tarsus der Augenlider
- Dura mater encephali
- Corium (Stratum reticulare)
- Organkapseln
- Periost (Stratum fibrosum)
- Perichondrium
- Tunica albuginea der Corpora cavernosa
- Pericard (Tunica fibrosa)
- Herzskelett

Abb. 55–56

Elastisches Bindegewebe

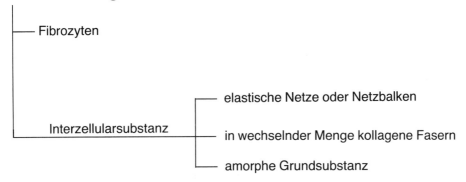

- Fibrozyten
- Interzellularsubstanz
  - elastische Netze oder Netzbalken
  - in wechselnder Menge kollagene Fasern
  - amorphe Grundsubstanz

Elastisches Bindegewebe (Vorkommen)

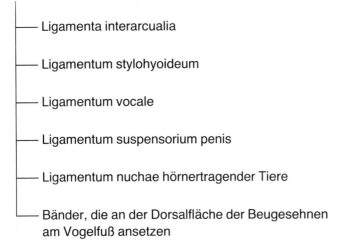

- Ligamenta interarcualia
- Ligamentum stylohyoideum
- Ligamentum vocale
- Ligamentum suspensorium penis
- Ligamentum nuchae hörnertragender Tiere
- Bänder, die an der Dorsalfläche der Beugesehnen am Vogelfuß ansetzen

Stützgewebe

Stützgewebe sind diejenigen Gewebe, die dem Gesamtkörper oder einzelnen Teilen einen inneren oder äußeren Halt geben.

Wir konnten uns nicht entschließen, Binde- und Stützgewebe als eine einheitliche Gewebsgruppe aufzufassen, da einerseits beim Stützgewebe die mechanischen Eigenschaften besonders deutlich im Vordergrund stehen und andererseits die Stützgewebe an den vielfältigen Aufgaben des Bindegewebes, wie Wasserspeicherung, Abwehrfunktion, Trennung von Strukturen etc., nicht teilnehmen.

Die einzige Gemeinsamkeit beider Gewebearten besteht darin, daß die Stützgewebe und die Bindegewebe aus Zellen und Interzellularsubstanzen bestehen, wobei die mechanische Beanspruchbarkeit fast ausschließlich von Art und Menge der Interzellularsubstanz abhängt.

Abb. 57

Gewebe	Synonyma
Chordagewebe	Chordoidgewebe
chondroides Gewebe Textus chondroideus	Pseudoknorpelgewebe
Zellknorpel Cartilago non differens Precartilago Cartilago cellularis	Parenchymknorpel epitheloider Knorpel grundsubstanzarmer Knorpel (Vorknorpel)
hyaliner Knorpel Cartilago hyalina	
elastischer Knorpel Cartilago elastica	
Faserknorpel Cartilago collagenofibrosa	Bindegewebsknorpel fibröser Knorpel

Chorda dorsalis (Chordagewebe)

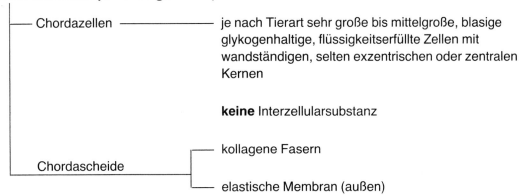

- Chordazellen — je nach Tierart sehr große bis mittelgroße, blasige glykogenhaltige, flüssigkeitserfüllte Zellen mit wandständigen, selten exzentrischen oder zentralen Kernen

  keine Interzellularsubstanz

- Chordascheide
  - kollagene Fasern
  - elastische Membran (außen)

In dem aus der Chorda dorsalis sich entwickelnden Nucleus pulposus der Zwischenwirbelscheibe werden die Zellen durch eine schleimige Interzellularsubstanz zu netzartig verbundenen Zellsträngen auseinandergedrängt (Chordaretikulum).

Chondroides Stützgewebe

- Zellen — einzeln oder in Gruppen zusammenliegend, schwer anfärbbar, hyalin erscheinendes Zytoplasma, kleine runde bis ovoide chromatinarme Zellkerne, in Kernnähe oft eine Fettvakuole

- Interzellularsubstanz — fast nicht erkennbar, basophil

  kein Perichondrium

- Lokalisation — in kollagenes (straffes) Bindegewebe eingeschlossen

Chondroides Stützgewebe (Vorkommen)

- in den Sehnen des Frosches, der kletternden Säuger, der Katzen, Fledermäuse und Nager

- im männlichen Genitale der Nager

- im Sesamknoten und im Ringwall der Sinushaare der Nager

Zellknorpel

- Perichondrium
- Chondroblasten
- Chondrozyten
- wenig, hyalin erscheinende, basophile Grundsubstanz

Zellknorpel (Vorkommen)

- Ontogenetische Vorstufe der anderen Knorpelarten
- Ohrknorpel der kleinen Nager und der Fledermäuse
- Kiemenplättchen der Knochenfische
- weiche Knorpel der Cyclostomata

Hyaliner Knorpel

- Perichondrium
  - geflechtartiges Bindegewebe
  - elastische Netze
  - Blutkapillaren
  - Nerven
  - Ausnahme — Gelenkknorpel
- Chondroblasten
  noch nicht abgerundet, spindelförmig
- Chondrozyten
  in Knorpelhöhlen (Lakunen)
- Knorpelkapsel
  aus kollagenfaserfreier Grundsubstanz
  (stark lichtbrechend, stark anfärbbar)
- Knorpelhof
  aus kollagenfaserhaltiger Interzellularsubstanz
  (schwächer anfärbbar als Knorpelkapsel)
- Interzellularsubstanz
  - amorphe Grundsubstanz
    (chondroitinschwefelsäurehaltig,
    wasserreich, PJS-positiv)
  - kollagene Fasern
    (durch Grundsubstanz maskiert)
  - keine Blutgefäße
  - Ausnahmen
    - Asbestfasern
      (demaskierte kollagene Fasern)
      im alternden Knorpel
    - Blutgefäße
      im jugendlichen und alternden
      Knorpel
    - Kalkablagerungen
      im alternden Knorpel

Chondrozyten + Knorpelkapsel + Knorpelhof = Knorpelterritorium

Interterritorialsubstanz (amorphe Grundsubstanz, kollagene Fasern, keine Blutgefäße, Ausnahmen)

Abb. 60–62

Hyaliner Knorpel (Vorkommen)

- Nase
  - Cartilago septi nasi
  - Cartilagines nasi laterales
  - Cartilagines alares majores
  - Cartilagines nasales accessoriae
- eventuell: kleines Horn des Zungenbeins
- Kehlkopf
  - Cartilago thyroidea
  - Cartilago cricoidea
  - Cartilago triticea
  - Cartilago arytenoidea (teilweise)
- Trachea
- Bronchien (siehe S. 106, 107)
- Rippenknorpel
- Epiphysenscheibe
- Gelenkknorpel (Ausnahmen siehe S. 54)
- Synchondrosen des Schädels
- Processus xyphoideus kleiner Säuger
- harte Knorpel der Rundmäuler
- Orbitalknorpel bei einigen Primaten

Abb. 63, 218, 226

Elastischer Knorpel

- Perichondrium
- Chondroblasten
- Chondrozyten in Knorpelhöhlen
- Interzellularsubstanz
  - kollagene Fasern maskiert
  - elastische Netze nicht maskiert, darstellbar mit Orcein und Resorcinfuchsin
  - amorphe Grundsubstanz chondroitinschwefelsäurehaltig, wasserreich, PJS-positiv
  - keine morphologisch bedeutsamen Altersveränderungen

Elastischer Knorpel (Vorkommen)

- Ohrknorpel des Menschen und der meisten Säuger
  - Cartilago auriculae
  - Cartilago meatus acustici
  - Cartilago tubae auditivae
- Kehlkopf
  - Cartilago epiglottica
  - Cartilagines corniculatae
  - Cartilagines cuneiformes
  - Processus vocales et apices cartilagines arytenoideae
- kleine Bronchien (siehe S. 106, 107)

53

Abb. 64

Faserknorpel

- Chondrozyten — in Knorpelhöhlen (Lakunen), meist einzeln, selten mehr als zwei
- Knorpelkapsel — kollagenfaserfreie Grundsubstanz stark lichtbrechend, stark anfärbbar
- Knorpelhof — kollagenfaserhaltige Grundsubstanz, schwächer anfärbbar als die Knorpelkapsel
- Interzellularsubstanz — kollagene Fasern, nicht maskiert

Faserknorpel (Vorkommen)

- Discus intervertebralis — Zwischenwirbelscheibe
- Symphysis pubica — Schambeinfuge
- Cartilago articularis
  - Kiefergelenk
  - Sternoklavikulargelenk
- Labra glenoidalia
  - Schultergelenk
  - Hüftgelenk
- Disci et menisci articulares
  - Kiefergelenk
  - Sternoklavikulargelenk
  - Radiokarpalgelenk
  - Kniegelenk
- eventuell: Cartilagines triticeae des Kehlkopfes
- Gelenkknorpel der Hühnervögel
- Hufknorpel der Pferde

Nomenklatur Knochengewebe

- **Osteoblast** — Knochenbildner
  große, plumpe Zelle mit meist exzentrischem, kugeligen Kern; basophiles Zytoplasma mit gut ausgebildetem rauhen endoplasmatischen Retikulum und Golgi-Apparat; manchmal große konfluierende Vesikel; ⌀ 20–30 µm, Osteoblastensaum mit epithelähnlichem Aussehen
  Synthese von: Knochengrundsubstanz, Prokollagen, Kalziumphosphat (in den Mitochondrien), alkalischer Phosphatase

- **Osteoid** — kalkfreie Knochengrundsubstanz aus Glykoproteinen, in die Prokollagenaggregate eingelagert werden

- **Knochengrundsubstanz** — durch Einlagerung von Kalksalzen verändertes Osteoid

- **Osteozyt** — Knochenzelle
  mandelförmig; zahlreiche verzweigte Zellfortsätze, die sich mit denen der Nachbarzellen in Verbindung setzen; wenig endoplasmatisches Retikulum und verkleinerter Golgi-Apparat; allseitig von Knochengrundsubstanz umgeben
  – junge Osteozyten haben wenige, plumpe Ausläufer

- **Osteoklast** — vielkernige Zelle, die Osteoid und Knochengrundsubstanz resorbiert
  große amöboid bewegliche, irregulär geformte Zelle mit 3 bis über 100 Zellkernen (= Plasmodium), Bürstensaum an der dem Knochen zugewandten Oberfläche; viel RNS, viele Enzyme, Mukopolysaccharide, freie Kalkkristalle; ⌀ bis 100 µm; Lebensdauer: nur wenige Tage

- **Howship' Lakune** — Bezeichnung für eine durch Resorption von Knochen entstandene Einbuchtung

- **Osteon** — funktionelle Einheit des Knochens,
  in der Achse eines zentimeterlangen Knochenzylinders liegen Gefäße (Havers' Gefäße), die umgeben sind von konzentrisch angeordneten Knochenlamellen mit den eingemauerten Osteozyten; während des Wachstums dieses Systems wird der zunächst weite perivaskuläre Bindegewebsraum durch Knochenlamellen ersetzt
  Synonyma: Havers' System, Speziallamelle

Nomenklatur Knochengewebe (Fortsetzung)

- **Havers' Kanal** — 20–30 µm weite Röhre im Zentrum eines Osteons
enthält Blutgefäße und marklose Nervenfasern
zur Versorgung des Osteons
Synonym: Canalis osteoni

- **Volkmann' Kanal** — senkrecht zu den Havers' Kanälen verlaufende Röhre, durch die Verbindungen zwischen periostalen Gefäßen und Havers' Gefäßen hergestellt werden
Synonym: perforierender Kanal

- **Knochenhöhlen** — mandelförmige Hohlräume in der Knochengrundsubstanz, enthalten Osteozyten
Synonym: Lacunae osseae

- **Knochenkanälchen** — Hohlräume in der Knochengrundsubstanz, die die Ausläufer der Osteozyten enthalten
Synonym: Canaliculi ossei

- **Foramina nutricia** — direkt die Knochenoberfläche und Markhöhle verbindende Kanäle, enthalten Gefäße für Spongiosa und Mark
Synonym: Canales nutricii

- **Speziallamelle** — Synonym mit Osteon

- **Schaltlamelle** — Rest einer teilweise abgebauten Speziallamelle

- **Kittlinie** — Abgrenzung eines Lamellensystems gegen Nachbarosteone
fibrillenarme Knochengrundsubstanz

- **Generallamellen**
  - äußere Generallamellen
  subperiostales Lamellensystem der Röhrenknochen
  - innere Generallamellen
  Abschluß der Compacta gegen die Markhöhle

- **Sharpey' Fasern** — von Periost und Sehnen in die Compacta einstrahlende kollagene Fasern

- **Substantia compacta** — makroskopisch einheitlich dicht erscheinender Knochen

- **Substantia spongiosa** — bälkchenartiges Knochenmaterial, ist als aufgesplitterte Compacta aufzufassen

Knochen I

- **Entstehung**
  - Bindegewebsknochen
    desmale Ossifikation (Knochenbildung direkt aus Bindegewebe)
    - Gesichtsknochen
    - Os frontale, Os parietale, Squama ossis temporalis,
    - Teil der Squama ossis occipitalis
    - Clavicula
  - Ersatzknochen
    perichondrale und enchondrale Ossifikation (Knochenbildung um und in Knorpelgewebe)
    alle übrigen Knochen

- **Erscheinungsbild**
  - parallelfaseriger Knochen
    untere Extremität der Vögel
  - Geflechtknochen
    perichondral und desmal entstehende Knochen bei Feten,
    Knochen der Kleinkinder,
    beim Erwachsenen:
    Schädelnähte, knöcherne Gehörgänge,
    Ansatzstellen der großen Sehnen
  - spongiöser Knochen
    lamellär aufgebaute Knochenbälkchen,
    je nach Beanspruchung ausgerichtet
  - Lamellenknochen
    hochgeordnetes System aus Knochengewebe und versorgenden Gefäßen und Nerven

Knochen II

- **Periost**
  - Stratum fibrosum
    kollagenes (straffes) Bindegewebe,
    elastische Netze
  - Cambium (Stratum osteogenicum,
    Knochenregeneration)
    lockeres Bindegewebe,
    Blut- und Lymphgefäße;
    Nervenfaserbündel, -geflechte und -endigungen,
    Lamellenkörperchen (Druck- und Schmerzrezeption)

- **Knochengewebe**
  - Interzellularraum
    - kollagene Fasern
    - amorphe Grundsubstanz
    - anorganische Einlagerungen:
      Kalziumphosphat   :85 %
      Kalziumcarbonat   :10 %
      Magnesiumphosphat : 1,5%
      Kalziumfluorid   : 0,3%
    - Sharpey' Fasern
    - Blutgefäße:
      Vasa nutricia
      v. Volkmann' Gefäße
      Havers' Gefäße
    - marklose Nervenfasern
  - Zellen
    - Osteoblasten
    - Osteozyten
    - Osteoklasten

- **Endost** — platte Bindegewebszellen,
  grenzen Markhöhle unvollständig vom Knochen ab

Knochenmark (Medulla osseum)

- **gelbes Knochenmark**
  Medulla ossium flavum
  - Vorkommen — beim Erwachsenen vor allem in den Markhöhlen der Röhrenknochen
  - Stroma — Retikulum- und Fettzellen

- **rotes Knochenmark**
  Medulla ossium rubra
  - Vorkommen — während der Fetalzeit und bei Kleinkindern in allen Knochen; beim Erwachsenen vor allem im Sternum und Darmbein, aber auch in Epiphysen und kurzen Knochen (spongiöse Knochen)
  - Stroma — retikuläres Bindegewebe, Sinusoide mit Uferzellen
  - Vorstufen der Erythrozyten — Proerythroblasten
    - basophile Erythroblasten
    - polychromatophile Erythroblasten
    - acidophile Erythroblasten
    - Retikulozyten
  - Vorstufen der Granulozyten
    - Myeloblasten
    - Promyelozyten
    - Metamyelozyten
  - Vorstufe der Monozyten — Monoblasten
  - Vorstufen der Thrombozyten
    - Megakaryoblasten
    - Megakaryozyten

Muskelgewebe

Unter dem Oberbegriff Muskelgewebe verstehen wir diejenigen Gewebearten, die durch Formveränderung metaplasmatischer Strukturen feinere oder gröbere Bewegungen durchführen. Lichtmikroskopisch bezeichnen wir die kontraktilen Elemente als Myofibrillen; elektronenmikroskopische Bilder zeigen, daß sie sich aus einem komplizierten Gefüge von Aktin- und Myosinfilamenten zusammensetzen.

Die Zellen der Herzmuskulatur haben neben ihrer Funktion als Bewegungselemente die Fähigkeit, Reize zu bilden und weiterzuleiten (Reizleitungssystem des Herzens).

Nomenklatur Muskelgewebe

- Sarkolemm — Zellmembran der Muskelfaser bzw. der Muskelzelle
- Sarkoplasma — interfibrilläres Zytoplasma
- sarkoplasmatisches Retikulum — glattes endoplasmatisches Retikulum der Muskelfasern
- Sarkomer — kleinste kontraktile Einheit zwischen zwei Z-Streifen
- Endomysium — Bindegewebe zwischen den Muskelfasern, enthält Kapillaren, geht in das Perimysium internum über
- Primärbündel — mehrere Muskelfasern, die vom **Perimysium internum** zusammengefaßt werden
- Sekundärbündel — mehrere Primärbündel, die durch **Perimysium externum** zusammengefaßt werden
- Perimysium externum — Bindegewebe, das Arterien, Venen und Nerven enthält
- Fleischfaser — entspricht dem Sekundärbündel
- Epimysium — Bindegewebsschicht unter der Muskelfaszie

zur Pathologie:

Sarkom: bösartige Geschwulst aus **Bindegewebe**

Myom: Geschwulst aus **Muskelgewebe;**

Leiomyom (Myoma laevicellulare): Myom aus glatten Muskelzellen

Rhabdomyom (Myoma striocellulare): Myom aus quergestreifter Muskulatur

Muskelgewebearten

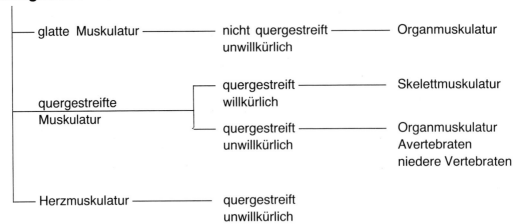

Querstreifung

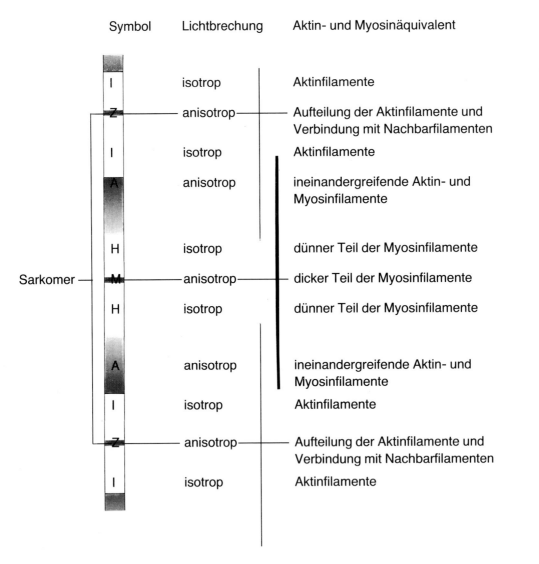

Abb. 69–76

Differentialdiagnose Muskelgewebe

	glatte Muskulatur	quergestreifte Muskulatur	Herzmuskulatur
kleinste Einheit	Zelle	Faser	Zelle
Länge	20 – 500 µm	bis 12,3 cm	50 – 120 µm
Durchmesser	4 – 7 µm	10 – 100 µm	10 – 120 µm
Querstreifung	–	+	+
Kernzahl	1	bis mehrere Tausend	1 bis mehrere
Kernlage	zentral	peripher ▶	zentral
Kernlänge	8 – 25 µm	5 – 16 µm	10 – 12 µm
perinukleärer Hof (fibrillenfrei)	–	–	+
Lipofuszin	(–)	–	+
Glanzstreifen	–	–	+
Cohnheim' Felderung	–	+	+ +

▶ Ausnahmen: embryonale Muskulatur, intrafusale Muskelfasern in Muskelspindeln, Muskelfasern der Kaltblüter.
Auch bei progressiver Muskeldystrophie (Dystrophia myotonica) und muskulärem Carotin-Palmityl-Transferase-Mangel kommt es zur Zentralisierung der Kerne („innere Zellkerne")

Glatte Muskulatur (Vorkommen)

- in der Haut
  (Mm. arrectores pilorum, Warzenhof, Tunica dartos, Schweiß- und Duftdrüsen)

- im Augeninnern
  (M. sphincter und dilatator pupillae)

- Wand der Blut- und Lymphgefäße

- Endocard

- Hinterwand der Trachea und Bronchien

- im Verdauungstrakt
  (Oesophagus bis Rectum)

- Gallenblase und Ductus hepaticus

- Ductus pancreaticus

- Beckenbindegewebe

- ableitende Harnwege
  (Nierenkelche bis Harnröhre)

- Corpora cavernosa

- Prostata und Gland. bulbourethralis

- Tunica albuginea des Hodens

- Samenstrang und Samenblasen

- Eileiter

- Uterus

- Vagina

- bei Tieren mit Speichermilz in der Milzkapsel und den -trabekeln

Quergestreifte Muskulatur (Vorkommen)

- Skelettmuskulatur aller Wirbeltiere, einschließlich Mensch
- mimische Muskulatur (Hautmuskeln), Augen- und Ohrmuskeln
- Zunge
- Pharynx
- Kehlkopf
- oberes und mittleres Drittel des Oesophagus
- an den Genitalien
  M. bulbocavernosus, M. ischiocavernosus, M. cremaster, Lig. teres uteri
- bei Arthropoden (Krebse und Insekten) findet sich ausschließlich quergestreifte Muskulatur
- im Augeninneren der Vögel
- in der Haut sowie in der Wand von Blut- und Lymphgefäßen mancher Tiere
- Darmmuskulatur mancher Fische

Nervengewebe

Zum Nervengewebe gehören die Nerven- und die Gliazellen. Die Nervenzellen dienen der Reizaufnahme, der Erregungsverarbeitung, der Erregungsweiterleitung und der Erregungsübertragung. Die Gliazellen haben sowohl trophische wie Abwehraufgaben, dienen als Binde- oder Hüllgewebe, kleiden die Hohlräume von Gehirn und Rückenmark aus und sind an der Bildung der Hirn-Rückenmarksflüssigkeit (Liquor cerebrospinalis) beteiligt.

Jede Nervenzelle (Neuron) stellt eine anatomische, genetische, funktionelle und trophische Einheit dar. Darüberhinaus läßt sich auch eine Eigenständigkeit der pathologischen Reaktionsweise des Neurons herausstellen, nämlich seine selbständige und von anderen Zellen unabhängige Antwort auf schädigende Noxen. Spezielle Nervenzellen, vor allem im Zwischenhirn (Diencephalon), zeigen eine sekretorische Tätigkeit (Neurosekretion).

Nervengewebe

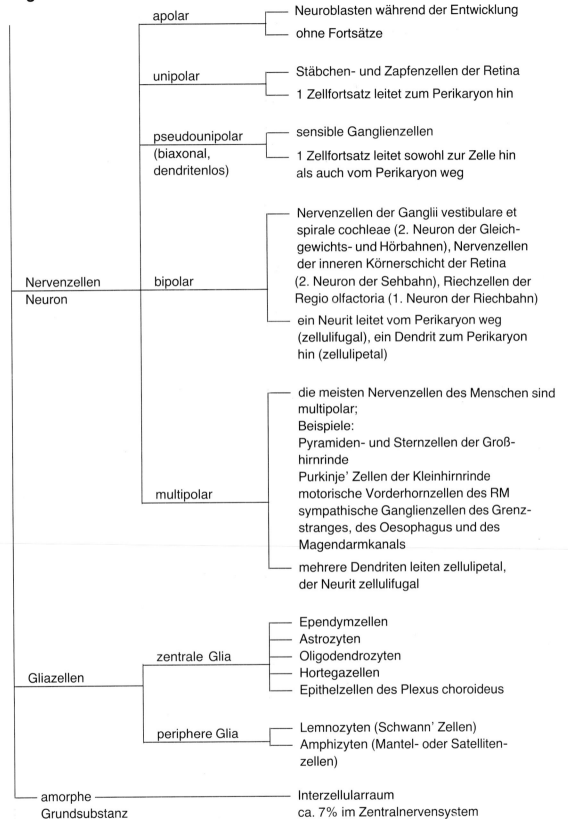

Abb. 77–84

Periphere Nerven

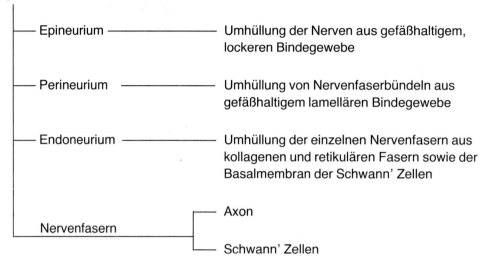

Neuroglia

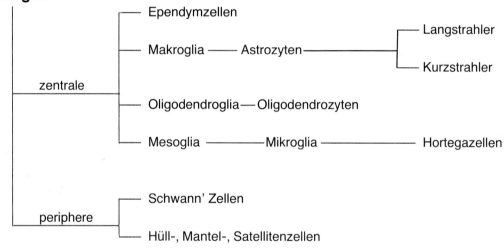

Nervenfasertypen (nach Forssmann und Heym, 1974, verändert)

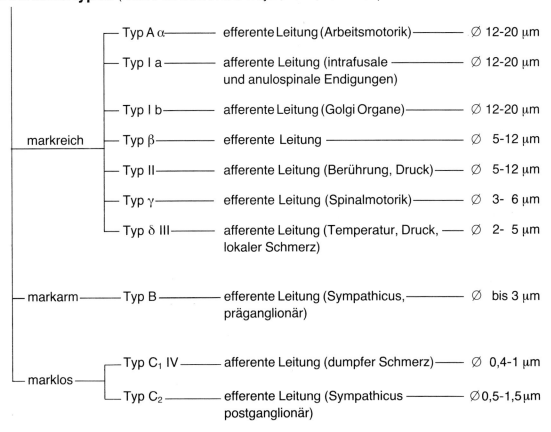

Synapsen (nach Kristic 1978 und Andres 1975, verändert)

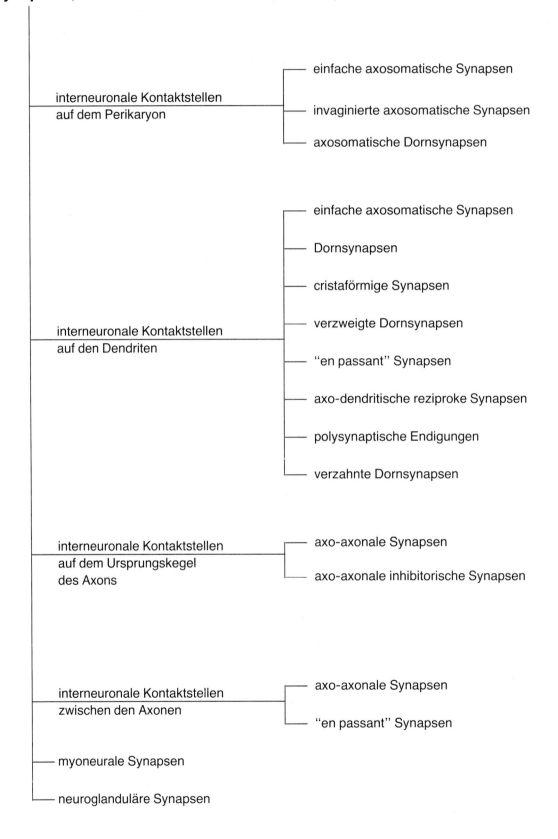

Gewebe ohne Zellverband

In den meisten Lehrbüchern der Histologie werden die Gewebe ohne Zellverband nicht gesondert aufgeführt, sondern z. B. den Geweben mit Interzellularsubstanz oder den Körperflüssigkeiten zugeordnet, oder aber das Blut als flüssiges Gewebe bezeichnet. Da jedoch unter funktionellen Gesichtspunkten die Zellen des Blutes und der Lymphe sowie die freien Zellen des Bindegewebes zusammen betrachtet werden können, liegt es nahe, sie auch in einer einheitlichen Gewebsgruppe zusammenzufassen. Aus didaktischen Gründen haben wir die freien Zellen des Bindegewebes im Kapitel Bindegewebe aufgelistet. Hier werden lediglich die Formelemente des Blutes bzw. der Lymphe beschrieben.

Erythrozyten (Normozyten, Discozyten) ▶

- ⌀ 7–8 µm (Mittelwert 7,5 µm), Dicke im Randteil 2,2 µm, im Zentrum 1,8 µm
- Morphologie —————————— kreisrunde, bikonkave Scheiben
- kernlos
- Färbung bei —————————— acidophil, hellrosa mit zentraler
  Blutfärbungen Aufhellung
- Anzahl —————————— 4,5 – 5,5 Millionen/µl Blut
- Lebensdauer —————————— 110 – 130 Tage
- Aufgabe —————————— Sauerstofftransport und Sauerstoffübertragung

▶ Die Vögel, Amphibien und Fische (außer den Rundmäulern) haben längsovale, abgeplattete, **bikonvexe,** kernhaltige Erythrozyten.

Polyzythämie

(Erhöhung der Anzahl der Erythrozyten)

Polyzythämia rubra vera, kompensatorische Polyglobulien (Höhenpolyglobulien), Polyglobulien durch Intoxikationen, neuroendokrine Erkrankungen, Erkrankungen des Magen-Darm-Kanals (z. B. Magenulzera), Milzerkrankungen

Erythrozytopenie

(Verminderung der Anzahl der Erythrozyten)

perniziöse Anämie (hyperchrom), akute Blutungsanämie, dekompensierte hämolytische Anämie, Thalassämie

Erythrozyten

- **Normalform**
  - Normozyten (Diskozyten) — bikonkav, scheibenförmig
  - Retikulozyten (Leptozyten) — jugendliche Erythrozyten, vitalgranuliert, mit färberisch darstellbarer Netzstruktur

- **Formveränderungen**
  - Acanthozyten — stachelförmig
  - Anulozyten — nicht angefärbte Innenzone
  - Dacryozyten — tropfenförmig
  - Drepanozyten (Sichelzellen) — sichelförmig
  - Echinozyten — Stechapfelform
  - Elliptozyten (Ovalozyten) — oval
  - Fragmentozyten — in Bruchstücke zerfallen
  - Keratozyten — rupturiert
  - Knizozyten — eingekniffen erscheinend
  - Poikilozyten — starke Formabweichungen
  - Sphärozyten — kugelförmig
  - Stomatozyten — einseitig stark eingedellt
  - Targetozyten (Schießscheibenzellen) — unterschiedlich gefärbte konzentrische Zonen

- **Veränderungen der Anfärbbarkeit**
  - hyperchrome E. — verstärkte Anfärbbarkeit
  - hypochrome E. — verringerte Anfärbbarkeit
  - polychrome E. — Affinität zu unterschiedlichen Farben
  - anisochrome E. — unterschiedliche Farbdichte

- **Größenabweichungen**
  - Anisozyten — auffallende Größendifferenz
  - Mikrozyten — zu klein
  - Megalozyten — übergroß
  - Leptozyten — zu dünn

- **Erythrozyten mit Einschlüssen**
  - Howell-Jolly-Körperchen — mit Kernresten
  - basophile Tüpfelung — Sonderform der polychromen Erythrozyten
  - Cabot-Ringe — ring- oder schleifenförmige Innenstrukturen
  - Parasiten — z. B. Merozoiten bei Malaria
  - Heinz'-Innenkörper — rundliche Innenkörper an der Erythrozytenmembran

Erythropoese (im roten Knochenmark)

Proerythroblasten (Hämocytoblast)	kernhaltig oder 1/1 Zellkernvolumen
↓	
Erythroblasten	1/2 Zellkernvolumen
↓	
Makroblasten	
↓	
basophil polychromatische M.	1/4 Zellkernvolumen
↳ acidophil polychromatische M.	1/8 Zellkernvolumen
↳ acidophile M.	1/16 Zellkernvolumen
↓	
Normoblasten (Erythroblast)	
↓	
vitalgranuliert Erythrozyten (Proerythrozyt)	⟶ kernlos, RNS-Rest mitochondrienhaltig, Ausschwemmung (Retikulozyt)
↓	
Nomozyten (Erythrozyten)	⟶ kernlos, keine RNS-Reste Ausschwemmung

Granulozyten

- **neutrophile Granulozyten**
  - ⌀ 9 – 12 μm
  - Kernform
    - Metamyelozyten — wurstförmig (einseitig eingebuchtet)
    - stabkernige — unsegmentiert
    - segmentkernige — 2–4 durch Brücken verbundene Kernsegmente
  - Färbung der Granula bei Blutfärbungen — schwach rot-violett
  - Anzahl — 55–70 % aller Leukozyten (3000–7000/μl Blut)
  - Lebensdauer — wenige Tage
  - Aufgaben
    - Phagozytose
    - Einschmelzen von Gewebe (Eiterkörperchen)

- **eosinophile Granulozyten**
  - ⌀ 11 – 14 μm
  - Kernform — wie neutrophile Granulozyten (bleibt beim Differentialbild unberücksichtigt)
  - Färbung der Granula bei Blutfärbungen — acidophil (leuchtend rot)
  - Anzahl — 2–4 % aller Leukozyten (50–400/μl Blut)
  - Lebensdauer — 1–2 Wochen
  - Aufgaben
    - in beschränktem Maße Phagozytose
    - Histamintransport
    - Histaminhemmung
    - Abbau von artfremdem Eiweiß

- **basophile Granulozyten**
  - ⌀ 9 – 12 μm
  - Kernform — wie neutrophile Granulozyten (bleibt beim Differentialblutbild unberücksichtigt)
  - Anzahl — 0,3 – 1 % aller Leukozyten (1 – 50/μl Blut)
  - Färbung der Granula bei Blutfärbungen — basophil (blauviolett)
  - Lebensdauer — ca. 5 Tage
  - Aufgaben
    - in beschränktem Maße Phagozytose
    - Heparin- und Histaminproduktion
    - SRS (slow reacting system) zur Vasodilatation und Erhöhung der Gefäßpermeabilität

Leukozytose

(Erhöhung der Gesamtzahl der Leukozyten)

bakterielle Infektionen,
Coma diabeticum,
Urämie, Arthritis urica,
Hyperthyreose,
Herzinfarkt,
Therapie mit Kortikosteroiden

Leukopenie

(Erniedrigung der Gesamtzahl der Leukozyten)

bakterielle Infektionskrankheiten, besonders Typhus, Paratyphus, Brucellosen, Viruskrankheiten, parasitäre Erkrankungen wie Toxoplasmose,
medikamentös induziert,
nach Strahlentherapie

Eosinophilie

(Erhöhung der Anzahl der eosinophilen Granulozyten)

parasitäre Erkrankungen,
allergische Erkrankungen,
Hautkrankheiten, Kollagenosen,
metastasierende Karzinome,
nach Splenektomie,
endokrine Erkankungen,
maligne Lymphome, postinfektiös

Eosinopenie

(Verminderung der Anzahl der eosinophilen Granulozyten)

Stoffwechselkomata
(Coma diabeticum, Uraemie),
Morbus Cushing,
Behandlung mit Kortikosteroiden,
akute Infektionen,
Stressituationen

Aneosinophilie

(völliges Fehlen von eosinophilen Granulozyten)

Thyphus

Basophilie

(Erhöhung der Anzahl der basophilen Granulozyten)

chronische Myelose,
Polyzythämie,
Myxoedem,
Diabetes mellitus,
basophile Leukämie

Basopenie

(Erniedrigung der Anzahl der basophilen Granulozyten)

Schwangerschaft,
Hyperthyreose,
Therapie mit Kortikosteroiden

Abb. 102

Lymphozyten

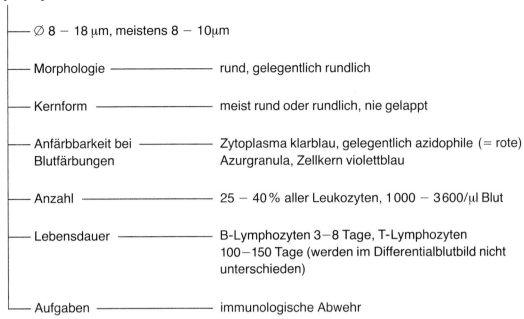

- ⌀ 8 – 18 µm, meistens 8 – 10µm
- Morphologie — rund, gelegentlich rundlich
- Kernform — meist rund oder rundlich, nie gelappt
- Anfärbbarkeit bei Blutfärbungen — Zytoplasma klarblau, gelegentlich azidophile (= rote) Azurgranula, Zellkern violettblau
- Anzahl — 25 – 40 % aller Leukozyten, 1000 – 3600/µl Blut
- Lebensdauer — B-Lymphozyten 3–8 Tage, T-Lymphozyten 100–150 Tage (werden im Differentialblutbild nicht unterschieden)
- Aufgaben — immunologische Abwehr

Lymphozytose

(Erhöhung der Anzahl der Lymphozyten)

chronische Infektionskrankheiten,
akute und chronische lymphatische Leukämie

Lymphozytopenie

(Erniedrigung der Anzahl der Lymphozyten)

Therapie mit Zytostatika und Kortikosteroiden,
Lymphogranulomatose,
Strahlentherapie,
Lupus erythematodes,
Tuberkulose mit schwerem Verlauf

Monozyten

- Ø 12 – 20 µm
- Morphologie — rundlich bis rund
- Kernform — meist wurstförmig gebogen, ein oder mehrfach gelappt
- Anfärbbarkeit bei Blutfärbungen — Zytoplasma taubenblau, gelegentlich stark azidophile Azurgranula und Vakuolen
- Anzahl — 2 – 6 % aller Leukozyten, 80 – 540/µl Blut
- Lebensdauer — 4 – 6 Tage
- Aufgaben
  - Phagozytose
  - Speicherung
  - Abbau phagozytierter Materialen

Monozytose

(Erhöhung der Anzahl der Monozyten)

infektiöse Mononukleose,
Monozytenleukämie,
Lymphogranulom,
Endocarditis lenta,
Virushepatitis,
Viruspneumonien,
Parotitis epidemica

Thrombozyten

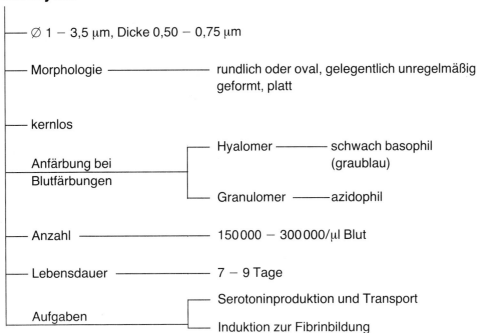

- ⌀ 1 – 3,5 µm, Dicke 0,50 – 0,75 µm
- Morphologie — rundlich oder oval, gelegentlich unregelmäßig geformt, platt
- kernlos
- Anfärbung bei Blutfärbungen
  - Hyalomer — schwach basophil (graublau)
  - Granulomer — azidophil
- Anzahl — 150 000 – 300 000/µl Blut
- Lebensdauer — 7 – 9 Tage
- Aufgaben
  - Serotoninproduktion und Transport
  - Induktion zur Fibrinbildung

Thrombozytose

Vermehrung der Anzahl der Thrombozyten

Steigerung der Thrombozytenproduktion (Eisenmangel, hämolytische Anämie Kollagenosen, Colitis ulcerosa, Vincristintherapie), vermehrte Ausschwemmung (akute Blutung, Splenektomie), hämorrhagische Diathesen

Thrombozytopenie

Verminderung der Anzahl der Thrombozyten

Störung der Thrombozytenbildung (Plasmozytom, Panmyelopathie, Karzinose, Leukose), therapieinduziert (Chinin, Chinidin, Sulfanilamide, Isonikotinsäurehydrazid, Paraaminosalizylsäure, Salizylsäure), kurzfristig nach Bluttransfusionen, Hypersplenismus Morbus Werlhof

Thrombozytopathie

Veränderung der Thrombozytenmorphologie (Mikroformen, Riesenplättchen)

hereditäre Thrombozytopathien (Morbus Glanzmann-Naegli, May-Hegglin-Syndrom, von Willebrand-Jürgens-Syndrom), nach Azetylsalizylsäuretherapie oder Dextrainfusionen, bei Uraemie, Leberzirrhose, Kollagenasen, Myelose und Osteomyosklerose

Mikroskopische Anatomie

Die früher auch als spezielle Gewebelehre oder als Histologie der Organe bezeichnete Mikroskopische Anatomie beschäftigt sich mit der histologischen Zusammensetzung und dem Aufbau der Organe und Organsysteme.

Ohne diese morphologische Grundlage ist weder ein Verständnis der Physiologie noch der hier ablaufenden Funktionen möglich.

Die normale Mikroskopische Anatomie ist zugleich Grundlage für die spezielle Pathologie, die die krankhaften Veränderungen der einzelnen funktionellen und anatomischen Organsysteme systematisch beschreibt. Die Untersuchungsmethoden gleichen denjenigen, die bei der Untersuchung der normalen mikroskopischen Anatomie Anwendung finden.

Abb. 73, 74

Herz

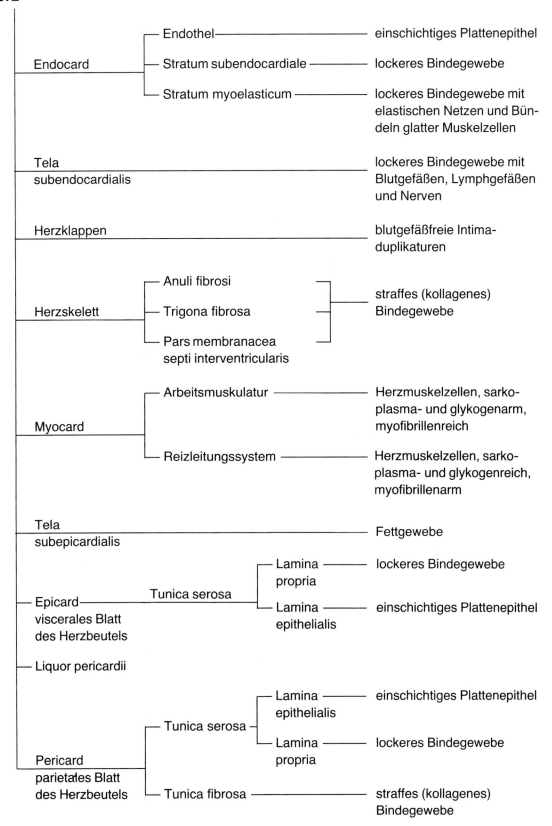

Blutgefäßwand (Ausnahmen s. unten)

- Tunica intima (Intima)
  - Endothel (einschichtiges Plattenepithel)
  - Membrana elastica interna (gefensterte, elastische Membranen; bei kontrahiertem Gefäß gewellt)
- Tunica media (Media)
  - in flachen Spiralen verlaufende glatte Muskulatur
  - elastische, gefensterte Membranen
- Membrana elastica externa — elastische Grenzmembran zwischen Tunica media und Tunica externa
- Tunica externa (Adventitia)
  - kollagene Fasern
  - elastische Netze

Ausnahmen: Kapillaren, Venolen, Arterien vom elastischen Typ einschließlich Aorta, Nabelstranggefäße, anastomotische Strecke von arterio-venösen Anastomosen

In der Umgebung der Gefäße ist lockeres Bindegewebe oder Fettgewebe zu finden.

Aortenwand (einschließlich Arterien vom elastischen Typ)

- Tunica intima (Intima)
  - Endothel
  - Lamina propria intimae
    - elastische Netze
    - vereinzelt glatte Muskelzellen
- Tunica media (Media)
  - wenig, in flachen Spiralen verlaufende glatte Muskulatur
  - 50 – 70 elastische gefensterte Membranen
- Membrana elastica externa — schwach ausgeprägt
- Tunica externa (Adventitia) — Vasa vasorum

Zu den elastischen Arterien werden gerechnet: Aorta, Truncus brachiocephalicus, A. subclavia, A. carotis communis, A. iliaca communis, Truncus et Arteriae pulmonales

Unterschiede zwischen Arterien und Venen

Arterien	Venen
im Verhältnis zum Lumen dicke Wand	im Verhältnis zum Lumen dünne Wand
im Verhältnis zur Wanddicke enges Lumen	im Verhältnis zur Wanddicke weites Lumen
im Präparat meist nicht oder nur wenig kollabiert	im Präparat meist kollabiert
keine Intimaduplikaturen	Intimaduplikaturen (Venenklappen)
deutlicher Schichtenbau	Schichtenbau undeutlich
Membrana elastica interna gut ausgeprägt (Ausnahme: Gefäße vom elastischen Typ)	Membrana elastica interna schwach ausgeprägt
im Präparat meist blutleer	im Präparat oft blutgefüllt (Ausnahme: nach Perfusionsfixation)

Einteilung der Kapillaren, Venolen und Sinusoide nach Fujita, Tanaka und Togunaga (1981)

1. geschlossener Typ (= das Endothel zeigt keine Lücken)
2. poröser oder fenestrierter Typ in endokrinen Organen und der Niere (= das dünne Endothel ist fenestriert)
3. weit fenestrierter Typ oder hepatischer Typ (= wenige interzelluläre Lücken, meist intrazelluläre Fenster, die teils klein, gelegentlich aber bis 1 µm weit sein können)
4. Gefäße mit interzellulären Spalträumen oder Gittertyp in den Milzsinus (= spezialisiertes Endothel aus parallel verlaufenden, stäbchenförmigen Zellen)
5. Netztyp in den postkapillären Venolen (= dicke Endothelzellen von sternförmiger Gestalt, die seitliche Ausläufer besitzen, zwischen denen sich schmale Lücken befinden)

Arteriolen

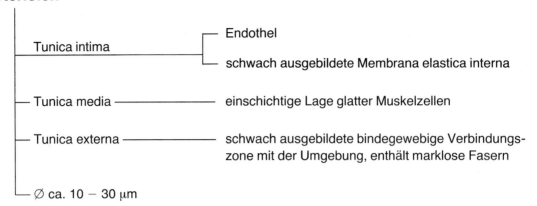

- Tunica intima
  - Endothel
  - schwach ausgebildete Membrana elastica interna
- Tunica media — einschichtige Lage glatter Muskelzellen
- Tunica externa — schwach ausgebildete bindegewebige Verbindungszone mit der Umgebung, enthält marklose Fasern
- ⌀ ca. 10 – 30 µm

Da die Muskelzellen die Endothelzellen in einem Winkel von ca. 90 % überlagern, findet man bei Flachschnitten oder im Totalpräparat eine rechtwinkelige Überkreuzung der Kerne (Kernkreuze).

Blutkapillaren

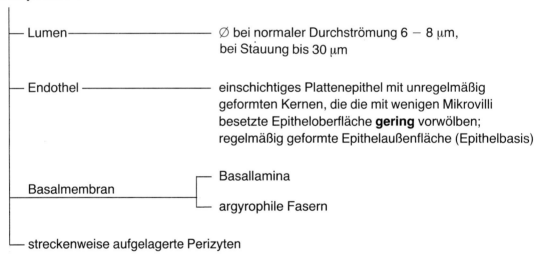

- Lumen — ⌀ bei normaler Durchströmung 6 – 8 µm, bei Stauung bis 30 µm
- Endothel — einschichtiges Plattenepithel mit unregelmäßig geformten Kernen, die die mit wenigen Mikrovilli besetzte Epitheloberfläche **gering** vorwölben; regelmäßig geformte Epitheaußenfläche (Epithelbasis)
- Basalmembran
  - Basallamina
  - argyrophile Fasern
- streckenweise aufgelagerte Perizyten

Lymphatische Organe

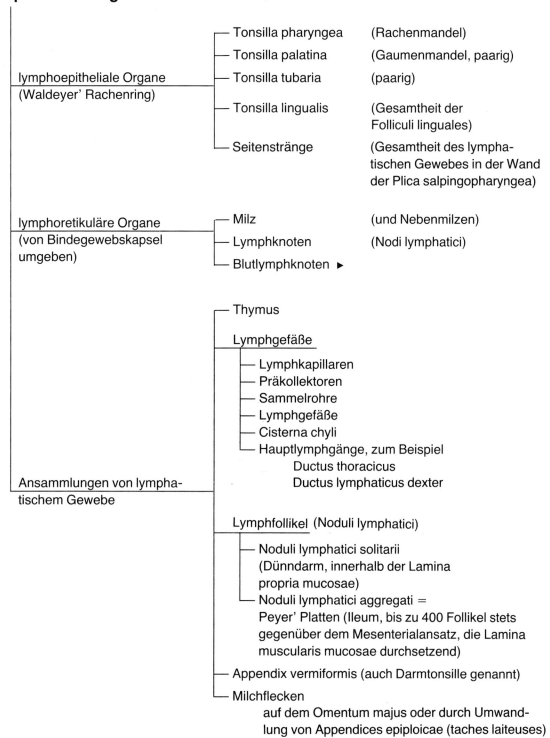

- lymphoepitheliale Organe (Waldeyer' Rachenring)
  - Tonsilla pharyngea (Rachenmandel)
  - Tonsilla palatina (Gaumenmandel, paarig)
  - Tonsilla tubaria (paarig)
  - Tonsilla lingualis (Gesamtheit der Folliculi linguales)
  - Seitenstränge (Gesamtheit des lymphatischen Gewebes in der Wand der Plica salpingopharyngea)

- lymphoretikuläre Organe (von Bindegewebskapsel umgeben)
  - Milz (und Nebenmilzen)
  - Lymphknoten (Nodi lymphatici)
  - Blutlymphknoten ▶

- Ansammlungen von lymphatischem Gewebe
  - Thymus
  - Lymphgefäße
    - Lymphkapillaren
    - Präkollektoren
    - Sammelrohre
    - Lymphgefäße
    - Cisterna chyli
    - Hauptlymphgänge, zum Beispiel
      - Ductus thoracicus
      - Ductus lymphaticus dexter
  - Lymphfollikel (Noduli lymphatici)
    - Noduli lymphatici solitarii (Dünndarm, innerhalb der Lamina propria mucosae)
    - Noduli lymphatici aggregati = Peyer' Platten (Ileum, bis zu 400 Follikel stets gegenüber dem Mesenterialansatz, die Lamina muscularis mucosae durchsetzend)
  - Appendix vermiformis (auch Darmtonsille genannt)
  - Milchflecken auf dem Omentum majus oder durch Umwandlung von Appendices epiploicae (taches laiteuses)

▶ Blutlymphknoten kommen bei Wiederhäuern vor, haben einen ähnlichen Aufbau wie Lymphknoten, jedoch keine zu- und abführenden Lymphgefäße. Sie sind in den Blutkreislauf eingeschaltet und fallen durch ihre rote Farbe auf.

Lymphkapillaren

- Lumen — ⌀ je nach Füllungszustand, bei Stauung bis zu 100 μm
- Endothel — einschichtiges Plattenepithel mit **weit** ins Lumen vorspringender Kernzone; unregelmäßig geformte Epithelober- und Epithelaußenfläche
- bruchstückhafte oder keine Basallamina
- argyrophile Fasern
- durch Filamente teilweise mit der Umgebung verhaftet

Lymphgefäße

- Inhalt — Lymphozyten oder geronnene Lymphe; keine Erythrozyten
- Tunica intima (Intima)
  - Endothel (einschichtiges Plattenepithel)
  - schmale Lamina propria
  - Valvulae lymphaticae (Intimaduplikaturen)
  - Membrana elastica interna (nur in großen Lymphgefäßstämmen)
- Tunica media (Media)
  - Längsmuskulatur (innen)
  - Ringmuskulatur (außen)
- Tunica adventitia (Adventitia)
  - kollagene Fasern
  - elastische Netze

Lymphknoten

- Umgebung — lockeres Bindegewebe oder Fettgewebe

- Oberfläche
  - Bindegewebskapsel
    vorwiegend kollagenfaserig mit eingelagerten
    elastischen Netzen und vereinzelten glatten
    Muskelzellen; schwach ausgebildete Trabekel
    strahlen in das Rindenparenchym
  - Vasa afferentia
    treten schräg durch die Bindegewebskapsel

- Randsinus (Marginalsinus) — **subkapsulär**
  wichtiges differentialdiagnostisches Merkmal;
  ausgekleidet mit Uferzellen ⎫
- Intermediärsinus — peritrabekulär   ⎬ Rinde (Cortex)
  Uferzellen
- Rindenknötchen — Lymphfollikel mit Keimzentren ⎭

- Organstroma — retikuläres Bindegewebe   ⎫
- Lymphozytenmassen — strangartig angeordnet   ⎬ Mark (Medulla)
- Marksinus — zwischen den Lymphozytensträngen
  Uferzellen   ⎭

- Hilus — Einziehung der Oberfläche
  mit meist einem, gelegentlich zwei oder
  mehreren Vasa efferentia; versorgende Arterie
  und Vene; meistens mehrere Anschnitte von
  Nerven

Abb. 116–118

Tonsillen

- **Tonsilla palatina**
  - freie Oberfläche — unverhorntes, mehrschichtiges Plattenepithel, teils mit Lymphozyten infiltriert
  - 10 – 20 verzweigte Tonsillarkrypten mit Zelltrümmern (Detritus) ausgefüllt, da keine Spüldrüsen vorhanden
  - basaler Teil — relativ starke, bindegewebige Kapsel und von ihr ausgehende Trabekel
  - Umgebung — muköse Drüsen, deren Ausführungsgänge **nicht** in die Krypten münden

- **Tonsilla pharyngea**
  - freie Oberfläche — mehrreihiges Flimmerepithel, stellenweise unverhorntes, mehrschichtiges Plattenepithel, teils mit Lymphozyten infiltriert; vereinzelt Becherzellen im Bereich des Flimmerepithels
  - Tonsillarbuchten, Furchung durch Aufwerfung von Schleimhautfalten
  - basaler Teil — bindegewebige Kapsel und von ihr ausgehende Trabekel
  - Umgebung — seromuköse Drüsen, deren Ausführungsgänge in die Epithelbuchten münden

- **Tonsilla lingualis** (Gesamtheit der Folliculi linguales)
  - freie Oberfläche — unverhorntes, mehrschichtiges Plattenepithel, teils mit Lymphozyten infiltriert
  - wenige Epitheleinsenkungen
  - basaler Teil — bindegewebige Kapsel ohne Trabekel
  - Umgebung — muköse Drüsen, deren Ausführungsgänge in die Epithelbuchten münden

- **Tonsilla tubaria** (Gesamtheit des um die pharyngeale Mündung der Tuba auditiva gelegenen lymphoretikulären Gewebes)
  - freie Oberfläche — mehrreihiges Flimmerepithel mit Becherzellen
  - Umgebung — Tuba auditiva, seromuköse Drüsen

Milz

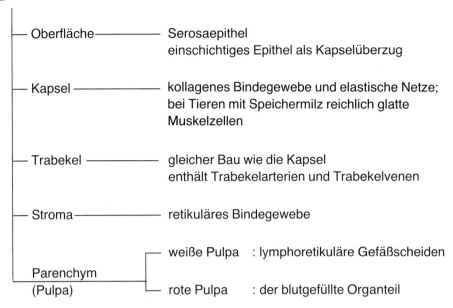

- Oberfläche — Serosaepithel
  einschichtiges Epithel als Kapselüberzug

- Kapsel — kollagenes Bindegewebe und elastische Netze;
  bei Tieren mit Speichermilz reichlich glatte
  Muskelzellen

- Trabekel — gleicher Bau wie die Kapsel
  enthält Trabekelarterien und Trabekelvenen

- Stroma — retikuläres Bindegewebe

- Parenchym (Pulpa)
  - weiße Pulpa : lymphoretikuläre Gefäßscheiden
  - rote Pulpa : der blutgefüllte Organteil

Milzgefäße

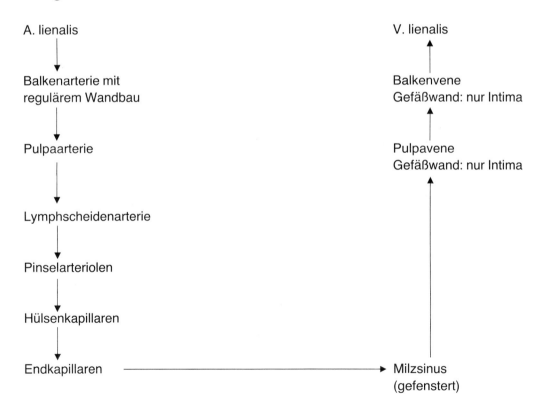

A. lienalis
↓
Balkenarterie mit regulärem Wandbau
↓
Pulpaarterie
↓
Lymphscheidenarterie
↓
Pinselarteriolen
↓
Hülsenkapillaren
↓
Endkapillaren ⟶ Milzsinus (gefenstert)
↑
Pulpavene
Gefäßwand: nur Intima
↑
Balkenvene
Gefäßwand: nur Intima
↑
V. lienalis

Verdauungskanal

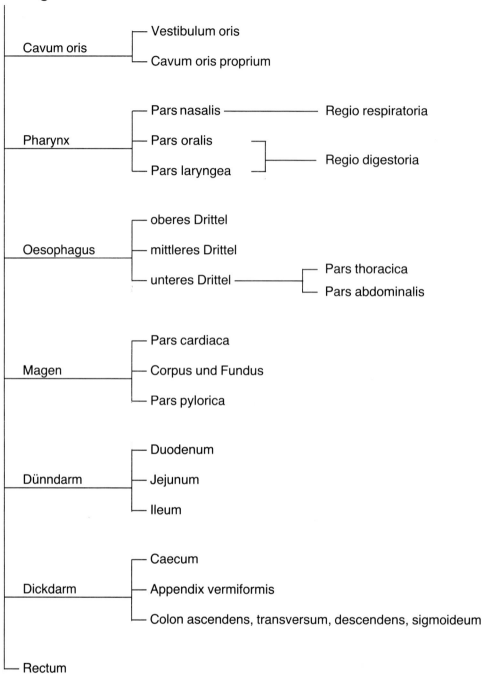

Lippen

- Lippenhaut (Pars cutanea) — entspricht dem Aufbau der äußeren Haut (s. S. 149) mit Haaren, Talg- und Schweißdrüsen
- Lippenrot (Pars intermedia) — dünner werdende Hornschicht, hohe, Blutkapillaren enthaltende Bindegewebspapillen, gelegentlich freie Talgdrüsen
- Lippenschleimhaut (Pars mucosa) — entspricht im Aufbau der Mundschleimhaut; mehrschichtiges, unverhorntes Plattenepithel mit seromukösen Glandulae labiales in der Submukosa
- Zentrum — quergestreifte Muskulatur (M. orbicularis oris) umgeben von blut-, lymphgefäß- und nervenreichem lockeren Bindegewebe

Die Differentialdiagnose Oberlippe-Unterlippe kann an der Haarrichtung gestellt werden. An der Oberlippe sind die Haare zum Lippenrot, an der Unterlippe zur Lippenhaut gerichtet.

Cavum oris

- Vestibulum oris (Zahnreihe bildet die Grenze)
  - mehrschichtiges, unverhorntes Plattenepithel (Wangenschleimhaut), Glandulae buccales (gemischt), Glandulae molares (mukös); Submucosa an quergestreifte Muskulatur angrenzend
  - buccaler und labialer Teil des Zahnfleisches (Gingiva) = drüsenfreie Mundschleimhaut; als inneres Saumepithel unverhornt und wenig mit der Unterlage verzapft, als äußeres Saumepithel schwach verhornt und mäßig stark mit der Unterlage verzapft
- Cavum oris proprium
  - Zunge (s. S. 93, 94, 95, 96)
  - Gaumen
    - harter Gaumen — Schleimhaut evtl. leicht verhornt mit Glandulae palatinae (rein mukös), über Submucosa straff durch kollagene Züge mit dem Periost verankert
    - weicher Gaumen — wie harter Gaumen, aber mit stark sehniger, muskulärer Grundplatte (auf der nasalen Seite Flimmerepithel)

Zahn

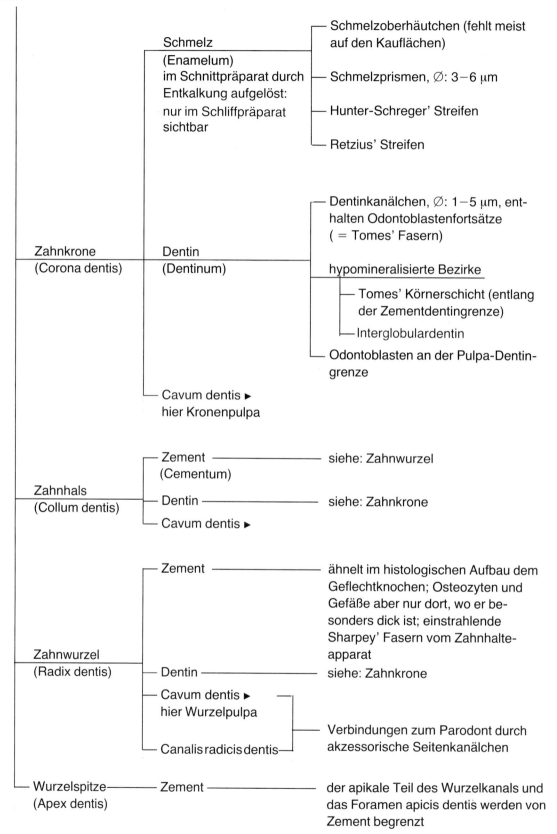

Abb. 223

- **Zahnkrone (Corona dentis)**
  - Schmelz (Enamelum) im Schnittpräparat durch Entkalkung aufgelöst: nur im Schliffpräparat sichtbar
    - Schmelzoberhäutchen (fehlt meist auf den Kauflächen)
    - Schmelzprismen, $\varnothing$: 3–6 μm
    - Hunter-Schreger' Streifen
    - Retzius' Streifen
  - Dentin (Dentinum)
    - Dentinkanälchen, $\varnothing$: 1–5 μm, enthalten Odontoblastenfortsätze (= Tomes' Fasern)
    - hypomineralisierte Bezirke
      - Tomes' Körnerschicht (entlang der Zementdentingrenze)
      - Interglobulardentin
    - Odontoblasten an der Pulpa-Dentingrenze
  - Cavum dentis ▶ hier Kronenpulpa

- **Zahnhals (Collum dentis)**
  - Zement (Cementum) — siehe: Zahnwurzel
  - Dentin — siehe: Zahnkrone
  - Cavum dentis ▶

- **Zahnwurzel (Radix dentis)**
  - Zement — ähnelt im histologischen Aufbau dem Geflechtknochen; Osteozyten und Gefäße aber nur dort, wo er besonders dick ist; einstrahlende Sharpey' Fasern vom Zahnhalteapparat
  - Dentin — siehe: Zahnkrone
  - Cavum dentis ▶ hier Wurzelpulpa
  - Canalis radicis dentis — Verbindungen zum Parodont durch akzessorische Seitenkanälchen

- **Wurzelspitze (Apex dentis)**
  - Zement — der apikale Teil des Wurzelkanals und das Foramen apicis dentis werden von Zement begrenzt

▶ **Inhalt der Pulpahöhle = Zahnpulpa**

— Stroma aus einem Bindegewebe mit sternförmigen Zellen, dem Gallertgewebe nahestehend

— Blutgefäße

— markhaltige und marklose Nerven

— Lymphgefäße (?)

Zunge

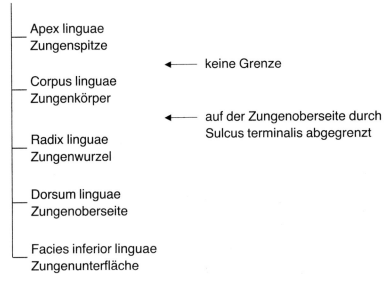

Zunge

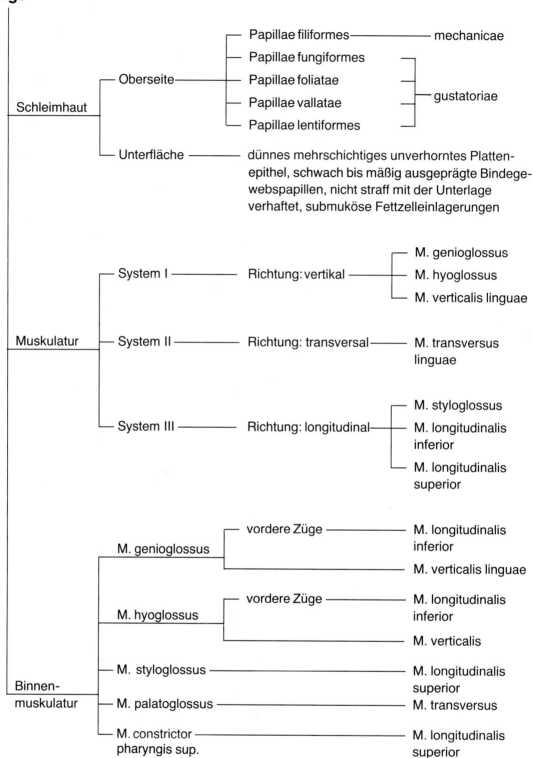

Abb. 125–130

Zungenpapillen (Differentialdiagnose)

Abb. 125–130

- **Papillae filiformes**
  - Epithel — gegenüber der Papillenperipherie stark erhöhtes, exzessiv verhorntes Plattenepithel; mehrere fadenförmige Hornfortsätze (Normalfall) oder tannenbaumartig übereinandergelagerte Hornlamellen oder Konusbildung mit nur einem Fortsatz (Papillae conicae; beim Menschen selten), keine Geschmacksknospen
  - Größe — Höhe 0,7 – 2,5 mm
  - Anzahl — mehrere Tausend
  - Drüsenmündungen — keine
  - Bindegewebsstock — zur freien Oberfläche hin mit mehreren Fortsätzen (Sekundärpapillen)
  - Lokalisation — auf dem gesamten Zungenrücken (Dorsum linguae)
  - Innervation — N. lingualis (sensibel)

- **Papillae fungiformes**
  - Epithel — unverhorntes mehrschichtiges Plattenepithel mit Geschmacksknospen
  - Größe — Höhe 0,5 – 1,8 mm; ∅ 0,4 – 1 mm
  - Anzahl — mehrere hundert
  - Drüsenmündungen — keine
  - Bindegewebsstock — zur freien Oberfläche und zu den Seiten mit Fortsätzen (Sekundärpapillen)
  - Lokalisation — verstreut auf dem gesamten Zungenrücken, vor allem am Zungenrand und der Zungenspitze
  - Innervation — N. lingualis und Chorda tympani (gustatorisch)

- **Papillae foliatae**
  - Epithel — unverhorntes, mehrschichtiges Plattenepithel mit Geschmacksknospen nur an den Seitenrändern
  - Größe — Höhe 0,5 – 1 mm
  - Anzahl — bis zu 25 pro Zungenrand
  - Drüsenmündungen — Mündung von serösen Spüldrüsen am Grund der Papillenränder am Seitenrand
  - Bindegewebsstock — Bindegewebssockel stark zerklüftet
  - Lokalisation — Zungenseitenränder im hinteren Bereich
  - Innervation — N. glossopharyngeus (gustatorisch)

- **Papillae vallatae**
  - Epithel — unverhorntes mehrschichtiges Plattenepithel mit Geschmacksknospen an den Seitenrändern; in 3 – 5 Reihen angeordnet
  - Größe — bis 3 mm; der die Papillen umgebende Wallgraben ist ca. 1 mm breit
  - Anzahl — 6 – 12, meist 9
  - Drüsenmündungen — Mündung von serösen Spüldrüsen (v. Ebner' Drüsen) am Grunde des Wallgrabens
  - Bindegewebsstock — tiefe Papillenzerklüftung an der Oberfläche
  - Lokalisation — parallel zum Sulcus terminalis (V-förmig zum Foramen caecum konvergierend)
  - Innervation — N. glossopharyngeus und N. vagus (sensibel) N. glossopharyngeus (gustatorisch)

Geschmacksknospen

- Anzahl — ca. 2000 beim Menschen
- Lokalisation — **im** mehrschichtigen unverhornten Plattenepithel
- Aufbau — bis zu 20 Zellen gruppieren sich um eine kleine Einsenkung in der Epitheloberfläche (Geschmacksporus); die apikalen Stiftchen der Geschmackszellen ragen in den Geschmacksporus hinein, außerdem Stützzellen und Ersatzzellen
- Vorkommen
  - Zunge
    - Papillae vallatae
    - Papillae fungiformes
    - Papillae foliatae
  - weicher Gaumen
  - Pharynx bis zum Recessus piriformis
  - Kehldeckel

Pharynx

- Pars nasalis — Regio respiratoria — mehrreihiges Flimmerepithel mit einzelligen, endoepithelialen und extraepithelialen seromukösen Drüsen
- Pars oralis
- Pars laryngea
  - Regio digestoria — unverhorntes mehrschichtiges Plattenepithel (schwache Verzapfung mit der Unterlage), muköse Drüsen, keine Lamina muscularis mucosae, quergestreifte Muskulatur (vorwiegend innen längs, außen quer)

Abb. 131

Schichten der Speisewegwand ab Oesophagus bis Rectum

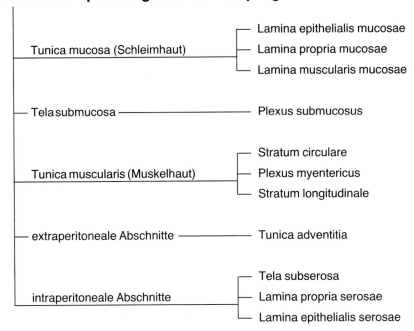

Oesophagus

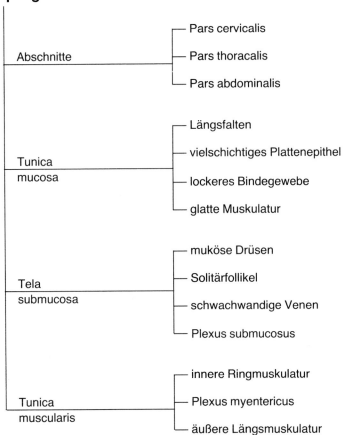

Bezogen auf die Länge des Oesophagus (ca. 25 cm) ist die Muskulatur im oberen Drittel ausschließlich quergestreift, im unteren Drittel ausschließlich glatt und im mittleren Drittel sowohl quergestreift als auch glatt.

Magen (Besonderheiten)

- Schleimhaut in Felder unterteilt (Areae gastricae)
- unterschiedlicher Drüsenbau ▶
- innere, zusätzliche Muskelschicht (Fibrae obliquae); fehlt in der Pars cardiaca und pylorica sowie entlang der kleinen Kurvatur (Curvatura minor)

Magendrüsen

- Pars cardiaca (Glandulae cardiacae) — einzelne, weitlumige, gestreckt verlaufende, tubulöse, verzweigte, nur aus mukoiden Zellen bestehende Drüsen

- Corpus und Fundus (Glandulae gastricae) — englumige, gestreckt verlaufende, spärlich verzweigte tubulöse Drüsen; enthalten Nebenzellen für die Magenschleimproduktion, Hauptzellen für die Pepsinogenproduktion und Belegzellen für die Salzsäureproduktion

- Pars pylorica (Glandulae pyloricae) — kurze, weitlumige, aus mukoiden Zellen bestehende, oft gewunden verlaufende tubuläre Drüsen mit Endaufzweigungen

Abb. 132–136

Darmschleimhaut

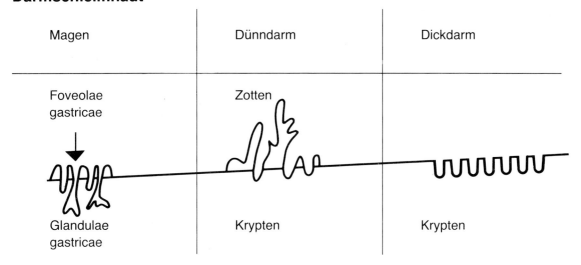

Zottenaufbau

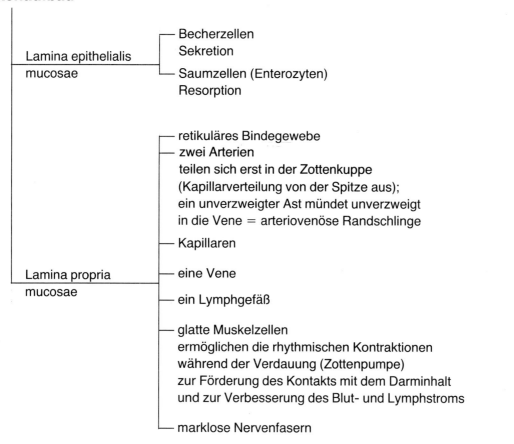

Die Kapillaren sind mit einem gefensterten Endothel ausgekleidet; das Lymphgefäß besitzt eine unvollständige oder keine Basallamina

Dünndarm, Differentialdiagnose

- **Grundbauplan**
  - Plicae circulares (Ringfalten)
  - Villi intestinales (Zotten)
  - Cryptae intestinales = Glandulae intestinales (Krypten)

- **Duodenum**
  - Plicae circulares (hoch)
  - Villi intestinales (plump)
  - Cryptae intestinales (Paneth' Zellen +)
  - submuköse mukoide Drüsen = Glandulae duodenales (Brunner)

- **Jejunum**
  - Plicae circulares (hoch)
  - Villi intestinales (lang und schlank)
  - Cryptae intestinales (Paneth' Zellen ++)

- **Ileum**
  - Plicae circulares (niedrig oder fehlend)
  - Villi intestinales (kurz und seltener)
  - Cryptae intestinales (Paneth' Zellen ++)
  - Folliculi lymphatici aggregati (nur gegenüber dem Mesenterialansatz; ihr Fehlen im histologischen Schnitt **nie** differentialdiagnostisch verwerten)

Dickdarm

- Colon
- Appendix vermiformis
- Rectum

Grundaufbau wie auf S. 97 aufgeführt;
Auskleidung mit hohem, einschichtigem,
reichlich Becherzellen enthaltendem Zylinderepithel; nur Krypten; Plicae circulares, Zotten
und submuköse Drüsen fehlen;
keine oder nur gelegentlich vorkommende
Paneth' Körnerzellen

Dickdarm (Differentialdiagnose)

- Colon — dünne äußere Längsmuskelschicht mit drei stark verdickten Anteilen:
Taenia libera, Taenia mesocolica und
Taenia omentalis;
subseröse Fettgewebseinlagerungen:
Appendices epiploicae;
quergestellte Schleimhautfalten: Plicae semilunares

- Appendix vermiformis — massenhaft Lymphfollikel in der Tunica propria,
die, unter Durchbrechung der Muscularis mucosae,
bis zu den Krypten heranreichen;
Krypten können an manchen Stellen fehlen,
keine Taenien, keine Plicae semilunares

- Rectum — weniger, aber tiefere Krypten;
keine Taenien, keine Plicae semilunares

Leber

- Gliederung
  - Lappen ⎫
  - Segmente ⎭ — makroskopische Gliederung
  - Läppchen ⎫
  - Acini ⎭ — mikroskopische Gliederung
- Peritonealepithel — einschichtiges Plattenepithel
  es fehlt im Bereich der Pars affixa
- Kapsel — kollagenes Bindegewebe
- Stroma — Gesamtheit des intrahepatischen Bindegewebes in der menschlichen Leber mit Ausnahme der periportalen Felder wenig ausgeprägt
- Hepatozyten / Leberzellen — polygonale Parenchymzellen, ⌀ ca. 20–30 μm, unterschiedlich große kugelige Zellkerne, 20–30 % der Zellen sind zweikernig; sie bilden ein dreidimensionales Balkensystem (1 bis 2-schichtig), in dem jede Zelle Kontakt zu den umgebenden Sinusoiden und den Gallenkapillaren hat
- Vasa bilicapillaria / Gallenkapillaren — röhrenförmige Kanäle **zwischen Hepatozyten** begrenzt durch jeweils halbmondförmige Einziehungen der an dieser Stelle mit Mikrovilli besetzten Leberzelloberfläche
- Sinusoide — Blutleiter zwischen den Leberzellbalken, mit Endothel und v. Kupffer' Sternzellen ausgekleidet
- Spatium perisinusoideum / Disse' Raum — Spaltraum zwischen den Sinusoiden und der mit Mikrovilli besetzten Hepatozytenoberfläche, lichtmikroskopisch nicht sichtbar; enthält jedoch nachweisbare Retikulinfasern
- periportale Felder / Glisson' Dreieck — Bindegewebszwickel im Leberparenchym enthalten je eine blutzuführende Arteria und Vena interlobularis, einen (oder zwei) die Galle abführenden Ductus interlobularis, Lymphgefäße und marklose Nervenfasern
- Lobulus / Läppchen — morphologische Einheit (Zentralvenenleberläppchen, Zentralveneneinheit) die Läppchenachse ist eine Vena centralis, das Blut fließt von der Läppchenperipherie (Aa. und Vv. interlobulares) an den Leberzellbalken entlang zur Vena centralis (konvergierende Sinusoide), äußere Begrenzung beim Menschen kaum erkennbar (bei manchen Tieren jedoch bindegewebig ausgeprägt)
- Acinus — funktionelle Einheit (Portalvenen-, Gallengangsleberläppchen, Pfortadereinheit) die Achse dieser Einheit wird von Endästen der A. und V. interlobularis gebildet, die das Blut vom periportalen Feld in den Acinus leiten, die Galle fließt in entgegengesetzter Richtung zu den Ductuli interlobulares; ein periportales Feld bildet jeweils die Achse für alle angrenzenden Acini

Lebergefäße

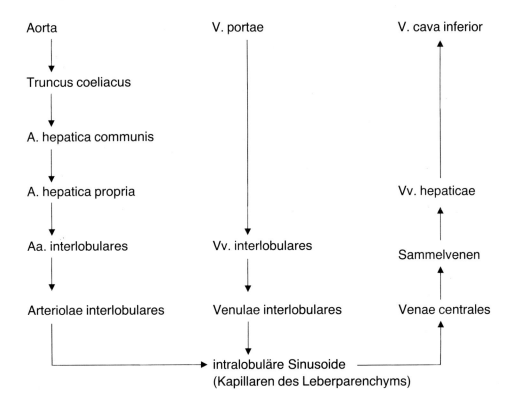

Die Kapillaren des Leberstromas gehen von Aa. interlobulares und Arteriolae interlobulares ab und münden sowohl in die Venae und Venulae interlobulares als auch in die intralobulären Sinusoide.

Gallenwege

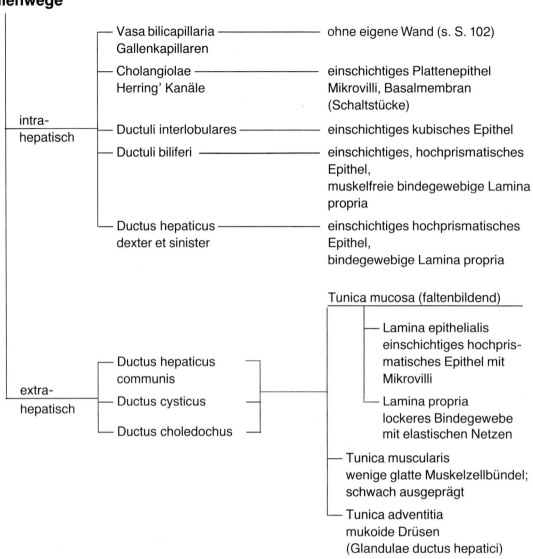

Gallenblase

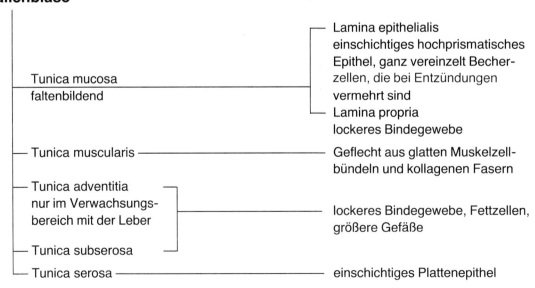

Kehlkopf

Vestibulum laryngis	mehrschichtiges Plattenepithel	Membrana fibroelastica laryngis	mukoseröse Drüsen
Epiglottis	mehrschichtiges Plattenepithel auf der lingualen Seite		
	mehrschichtiges Plattenepithel – an der Basis mehrreihiges Flimmerepithel – auf der laryngealen Seite	vereinzelt Geschmacksknospen	seromuköse Drüsen in Einbuchtungen der Cartilago epiglottica
Plica vestibularis	mehrreihiges Flimmerepithel		mukoseröse Drüsen
Ventriculus laryngis	mehrreihiges Flimmerepithel mit Becherzellen	Lymphfollikel in der Lamina propria mucosae	viele mukoseröse Drüsen
Plica vocalis	mehrschichtiges Plattenepithel unverschieblich!	Ligamentum vocale, Conus elasticus, Musculus vocalis	**keine** Drüsen
Cavum laryngis inferior	mehrreihiges Flimmerepithel	Membrana fibroelastica infraglottica	

Im gesamten Kehlkopf enthält die Lamina propria mucosae Lymphozyten. Besonders im Bereich des Ventriculus laryngis lassen sich Lymphfollikel nachweisen.
Kehlkopfknorpel (s. S. 52, 53).

Atemwege

- Nasenhöhle
- Pharynx
  - Pars nasalis
  - Pars oralis
  - Pars laryngea
- Kehlkopf ▶
- Trachea
- Bronchi principales
- Bronchi lobares
- Bronchi segmentales

→ mehrreihiges Flimmerepithel mit einzelligen endoepithelialen Drüsen (= Becherzellen)

- Bronchioli

→ einschichtiges prismatisches Flimmerepithel ohne endoepitheliale Drüsen

- Bronchioli respiratorii
- Ductuli alveolares

→ einschichtiges kubisches Epithel

- Alveolen

→ einschichtiges Plattenepithel mit Nischenzellen, kernlosen Platten, Alveolarphagozyten und Kapillaren

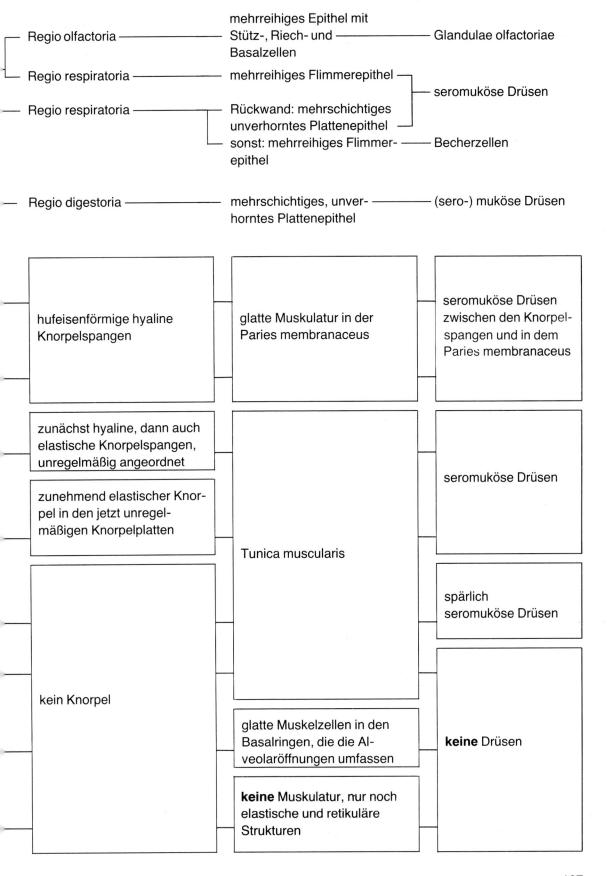

Alveolarbereich der Lunge

- **Alveolen**
  - Alveolarseptum —— gemeinsame Wand benachbarter Alveolen
  - Alveolarepithel
    - Surfactant —— von den Alveolarzellen Typ I gebildeter Oberflächenfilm aus Phospholipiden; lichtmikroskopisch nicht darstellbar
    - Typ I —— dünne polygonale Zellen
    - Typ II —— isoprismatische Zellen mit rundlichen Kernen (Nischenzellen)
    - Bürstenzellen —— Zellen mit zylinderförmigen plumpen Mikrovilli
    - Alveolarphagozyten —— phagozytierende Makrophagen, die teils die Alveolarwand durchwandern, teils in dem Bronchialsystem abwandern; gut an den phagozytierten Partikeln zu erkennen (Staubzellen, Herzfehlerzellen); Kerne oft gelappt
  - Grundskelett —— elastische Netze mit eingelagerten, kollagenen und reticulären Fasern und Fibrozyten
  - respiratorisches Gefäßnetz —— Kapillarnetze der Alveolenwand

Niere

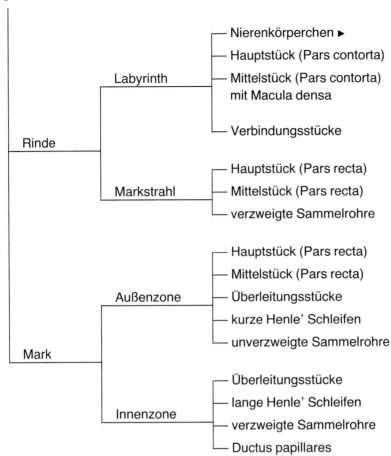

► Nierenkörperchen

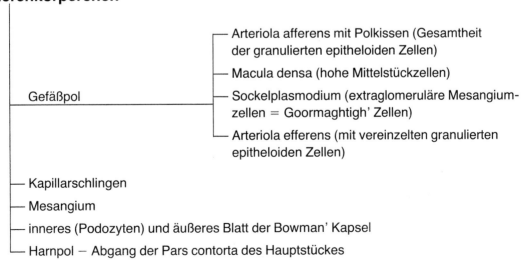

Intrarenale Harnwege

Abb. 155, 157–158

Hauptstück	Epithel	einschichtig hochkubisch mit Bürstensaum, deutliche basale Streifung
	Anfärbbarkeit	kräftig, azidophil, verwaschen
	Zellgrenzen	meist nicht sichtbar
	⌀ ca. 50–60 µm	
Überleitungsstück	Epithel	einschichtig platt
	Anfärbbarkeit	hell neutrophil
	Zellgrenzen	meist nicht sichtbar
	⌀ ca. 10–15 µm	
Mittelstück	Epithel	einschichtig niedrig kubisch, basale Streifung
	Anfärbbarkeit	klar, schwach azidophil
	Zellgrenzen	erkennbar
	⌀ ca. 25–45 µm	
Verbindungsstück	Epithel	kubisch
	Anfärbbarkeit	hell
	Zellgrenzen	deutlich
	⌀ ca. 25 µm	
Sammelrohre	Epithel	hochkubisch bis hochprismatisch
	Anfärbbarkeit	hell, neutrophil
	Zellgrenzen	sehr deutlich
	ca. 40–200 µm	
Ductus papillares	Epithel	hochprismatisch
	Anfärbbarkeit	hell, neutrophil
	Zellgrenzen	sehr deutlich
	⌀ 40–200 µm	

Ureter

- sternförmiges Lumen
- Tunica mucosa
  - Übergangsepithel
  - Lamina propria
- Tela submucosa
- Tunica muscularis — einheitliche Muskulatur; erscheint durch unterschiedliche Steigungswinkel auf dem Querschnitt dreischichtig (im oberen Teil zweischichtig)
  - innere Muskulatur
  - mittlere Ringmuskulatur
  - äußere Längsmuskulatur
- Tunica adventitia — lockeres Bindegewebe mit Blut- und Lymphgefäßen

Harnblase

- Tunica mucosa
  - Übergangsepithel
  - Lamina propria
- Tela submucosa — Glandulae trigonales im Bereich des Urethraabganges
- Tunica muscularis
  - innen vorwiegend Längsmuskulatur
  - in der Mitte vorwiegend Ringmuskulatur
  - außen vorwiegend Längsmuskulatur
- Tunica adventitia — lockeres Bindegewebe mit Blut- und Lymphgefäßen, vegetative Nerven (Plexus vesicalis und vegetative Ganglien)

Urethra feminina (ca. 3–5 cm lang)

- **Tunica mucosa**
  - Lamina epithelialis
    - erster Abschnitt (blasenwärts)
      Übergangsepithel
    - zweiter Abschnitt
      vorwiegend mehrreihiges prismatisches Epithel
    - Endabschnitt
      unverhorntes mehrschichtiges Plattenepithel
  - Lamina propria — lockeres Bindegewebe mit elastischen Netzen, weitmaschige Venennetze (Hilfseinrichtung zum Verschluß), Glandulae urethrales
- **Tunica muscularis** — innere Längsmuskelschicht
  äußere Ringmuskelschicht
  aus glatten Muskelzellen

Weibliche Genitalorgane

- Ovarium — s. S. 113, 114
- Tuba uterina — s. S. 114
- Uterus — s. S. 115, 116
- Vagina — s. S. 118
- Vulva — s. S. 117

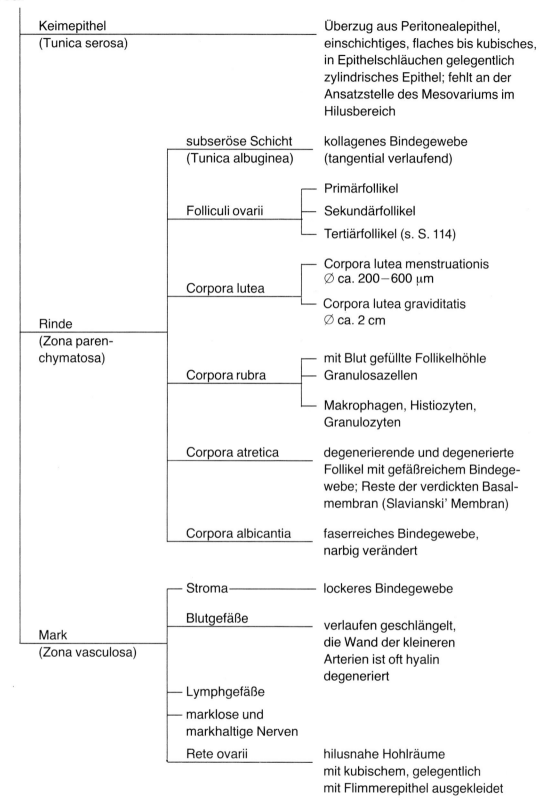

Sprungreifer Follikel

- Eizelle
- Zona pellucida
- Cavum folliculi ——— Inhalt: Liquor folliculi
- Follikelepithel
  - Membrana granulosa (Kapselzone)
  - Cumulus oophorus (Eihügel mit Corona radiata)
- Basalmembran des Follikelepithels (Glashaut)
- Theca folliculi
  - Stratum internum thecae / Theca interna (innere Lage) — zell- und gefäßreich
  - Stratum externum thecae / Theca externa (äußere Lage) — faserreich

Tuba uterina

- Tunica mucosa ——— kubisches bis hochprismatisches Epithel
  - Flimmerepithelzellen
  - Drüsenzellen
  - Stiftchenzellen
  - Ersatzzellen
- Tunica muscularis
- Adventitia ——— gefäßhaltig
- Serosa ——— einschichtiges Plattenepithel

Uterus

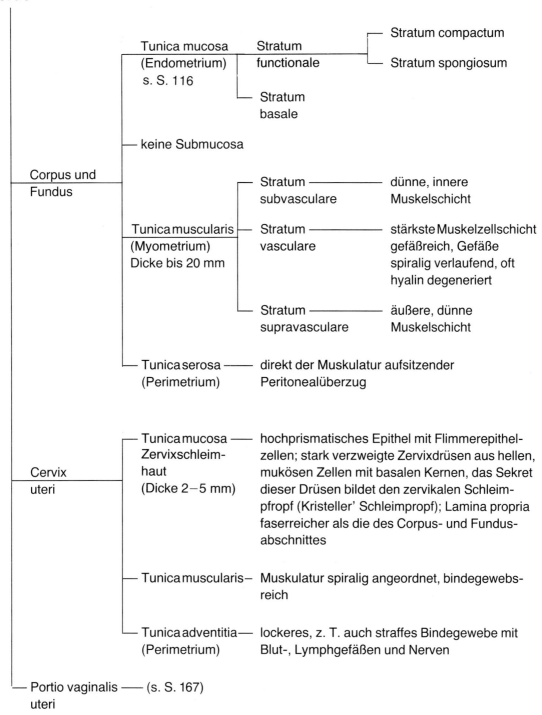

Uterusschleimhaut ▶

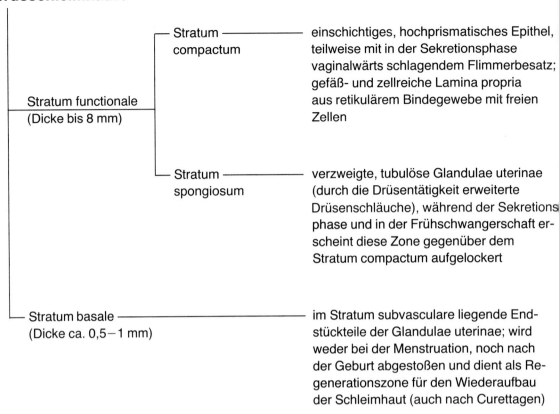

- **Stratum functionale** (Dicke bis 8 mm)
  - **Stratum compactum** — einschichtiges, hochprismatisches Epithel, teilweise mit in der Sekretionsphase vaginalwärts schlagendem Flimmerbesatz; gefäß- und zellreiche Lamina propria aus retikulärem Bindegewebe mit freien Zellen
  - **Stratum spongiosum** — verzweigte, tubulöse Glandulae uterinae (durch die Drüsentätigkeit erweiterte Drüsenschläuche), während der Sekretionsphase und in der Frühschwangerschaft erscheint diese Zone gegenüber dem Stratum compactum aufgelockert
- **Stratum basale** (Dicke ca. 0,5–1 mm) — im Stratum subvasculare liegende Endstückteile der Glandulae uterinae; wird weder bei der Menstruation, noch nach der Geburt abgestoßen und dient als Regenerationszone für den Wiederaufbau der Schleimhaut (auch nach Curettagen)

▶ Dicke je nach Alter und Zyklusphase unterschiedlich

Zyklusphasen

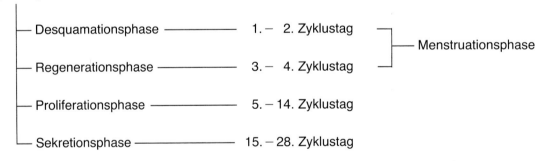

- Desquamationsphase — 1.– 2. Zyklustag ⎤
- Regenerationsphase — 3.– 4. Zyklustag ⎦ Menstruationsphase
- Proliferationsphase — 5.– 14. Zyklustag
- Sekretionsphase — 15.– 28. Zyklustag

Äußere weibliche Geschlechtsorgane

- Labia majora pudendi
  - Haut
    stark pigmentiert mit glatten Muskelzellbündeln im Corium und fettreicher Subcutis
  - Außenseite
    mehrschichtiges verhorntes Plattenepithel, behaart, mit Talg-, Schweiß- und Duftdrüsen
  - Innenseite
    mehrschichtiges schwach verhorntes Plattenepithel mit freien Talgdrüsen

- Labia minora pudendi
  - Haut
    faltig, haarlos und fettgewebsfrei
  - Außenseite
    schwach verhornt und pigmentiert
  - Innenseite
    unverhornt mit freien Talgdrüsen

- Vestibulum vaginae
  - mehrschichtiges, unverhorntes Plattenepithel
  - Glandulae vestibulares minores — tubulöse Drüsen der Epithelbuchten, morphologischer Bau wie Schleimdrüsen, Mündung seitlich des Ostium vaginae
  - Glandulae vestibulares majores (Bartholini) — tubuloalveolär, morphologischer Bau wie Schleimdrüsen; Ausführungsgänge mit mehrreihigem bis mehrschichtigem Epithel, Mündung auf der Innenfläche der Labia minora

- Bulbus vestibuli
- Clitoris

  mehrschichtiges, unverhorntes Plattenepithel; quergestreifte Muskulatur des M. bulbo-spongiosus, Schwellkörper

Vagina

- **Tunica mucosa**
  - Lamina epithelialis
    - mehrschichtiges Plattenepithel, **keine** Schleimhaut
    - Zellen:

Zellen	Zelldurchmesser µm	Zellkern ⌀ µm
Superfizialzellen	40–60	6
große Intermediärzellen	40–60	6–8
kleine Intermediärzellen	20–40	7–9
Parabasalzellen	15–25	8–10
Basalzellen	12–20	8–10

  - Lamina propria — drüsenfreies Bindegewebe mit elastischen Netzen und Venenplexus

- **Tunica muscularis** — reichlich mit Bindegewebe durchsetzte, spiralig verlaufende glatte Muskulatur

- **Tunica adventitia** — lockeres, z. T. fettreiches Bindegewebe mit größeren Gefäßen, Nerven und multipolaren Ganglienzellen

Abb. 171

Weibliche Brust (Mamma)

- Milchdrüse
  Glandula mammaria
  - Glandula mammaria non lactans — Lobuli mammariae, 15–20 verzweigte **tubulöse Drüsen,** von straffem Bindegewebe umgeben; verzweigte Milchgänge aus zweischichtigem kubischem Epithel mit lumenlosen, knospenartigen Endverdickungen, zwischen Basalmembran und Drüsenepithel Myoepithelzellen
  - Glandula mammaria lactans — Sprossung und Kanalisierung der Milchgänge, Ausbildung von alveolären Endstücken **(tuboloalveoläre** Drüsen), Reduktion des Bindegewebes, apokrine Sekretion der wechselnd hohen Epithelzellen; in den Drüsenlumina anfärbbares Sekret und Fetttröpfchen bzw. Fettvakuolen

- Brustwarze — (s. S. 167)
  Papilla mammae

- Warzenhof
  Areola mammae
  - Warzenhofhaut — dünne, stark pigmentierte äußere Haut mit Höckerbildung durch untergelagerte Drüsen
  - Drüsen — freie Talgdrüsen, wenig Schweißdrüsen, apokrine Drüsen (Glandulae areolares)

Abb. 172

Nabelschnur (Länge ca. 50 cm)

- äußere Begrenzung — Amnionepithel — einschichtig, flach bis kubisch
- Stroma — Gallertgewebe (extraembryonales Mesenchym)
  - Fibrozyten und Fibroblasten, blutgefäßfrei
  - Grundsubstanz vorwiegend aus sauren Mukopolysacchariden mit kollagenen Fasern
- zentral
  - Reste des Allantoisganges — bis zum 5. Monat kanalisiert, später solider Epithelstrang
  - Ductus omphaloentericus — meist nur vor der Geburt vorhanden
- exzentrisch
  - 2 Arteriae umbilicales — meist enger und dickwandiger als die Vene mit Längsmuskelwülsten
  - 1 Vena umbilicalis — muskelstark

Eihäute

- Amnion
  - Amnionepithel
  - Membrana amnii / Amnionbindegewebe
- Chorion
  - Membrana chorii / Chorionbindegewebe
  - Chorionepithel

→ fetal

- Decidua
  - Decidua capsularis
  - Decidua parietalis

→ matern

Placenta

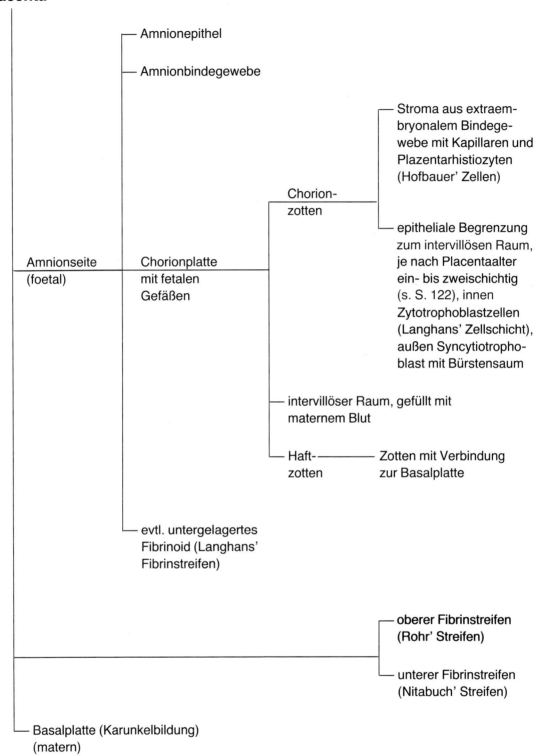

Veränderungen der Placenta während der Gravidität beim Menschen
(nach Rosenbauer, 1969)

I. Monat
- 1.–5. Tag — Ernährung des Keimlings durch Dotter und Histiotrophe
- 6. Tag — Implantation
- 6.–7. Tag — Ernährung des Keimlings durch phagozytiertes mütterliches Gewebe
- 10.–12. Tag — lakunäres Stadium
- ca. 15. Tag — Bildung der noch mesenchymfreien Primärzotten

II. Monat
- Entstehen der Sekundärzotten
- Zottendurchmesser ca. 140 µm
- kurze, plumpe Zotten

III. Monat
- Zotten weiterhin kurz und plump
- Dicke der Plazentarmembran ca. 0,025 mm
- Reduktion des Chorion laeve

IV.–V. Monat
- Zotten werden schlanker
- Zottendurchmesser ca. 70 µm
- Verschwinden der Langhans' Zellschicht (= Einschichtigwerden des Zottenepithels)
- Plazentargewicht ca. 100–150 g
- ca. 50 Zottenanschnitte/mm^2 im IV. Monat

VI.–X. Monat
- Anzahl der Zottenzweige wird größer
- ca. 150 Zottenanschnitte/mm^2 im X. Monat
- Zottendurchmesser ca. 50 µm
- Zytotrophoblastensäulen verschwinden
- Dicke der Plazentarmembran ca. 0,002 mm
- Partieller Verlust des Bürstensaumes des Syncytiotrophoblasten
- Zunahme der Fibrinoid- und Fibrinablagerungen
- Dickenwachstum beendet, Flächenwachstum geht weiter
- Placentargewicht ca. 220 g im VI. Monat bis ca. 500 g im X. Monat

Männliche Genitalorgane

- Hoden
  - Tunica serosa
  - Tunica albuginea
  - Mediastinum testis
  - Rete testis
  - Lobuli testis
  - interstitielles Gewebe
  - Tubuli seminiferi contorti
- Nebenhoden
  - Caput
    - Ductuli efferentes testis
    - Ductus epididymidis
  - Corpus
  - Cauda
    - Ductus epididymidis
- Ductus deferens (s. S. 127)
  - Tunica mucosa
  - Tunica muscularis
  - Tunica adventitia
- Ductus ejaculatorius
- Vesiculae seminales
  - Tunica mucosa
  - Tunica muscularis
  - Tunica adventitia
- Prostata
- Glandulae bulbo-urethrales
- Penis
- Scrotum

Hoden

- Epiorchium — einschichtiges Serosaepithel
- Tunica albuginea Kapsel — kollagenes (straffes) Bindegewebe
- Tunica vasculosa — unter der Tunica albuginea liegende gefäßhaltige Schicht aus lockerem Bindegewebe
- Septula testis — radiär vom Mediastinum testis zur Tunica albuginea testis ausstrahlende Bindegewebszüge
- Lobuli testis (100–200)
  - Stroma — lockeres Bindegewebe, um die Hodenkanälchen lamellär angeordnet
  - Leydig' Zellen interstitielle Zellen — einzeln oder in Gruppen liegende, polygonale epitheloide Zellen ⌀ ca. 12–21 µm, azidophil, mit Eiweißkristallen (Reinke' Kristalle) und Lipofuscingranula
  - Tubuli seminiferi Hodenkanälchen 1–3 pro Läppchen ⌀ ca. 200 µm — samenzellbildendes Epithel mit allen Spermiogenesezellformen und Sertoli' Zellen
- Mediastinum testis nur an der Anheftungsstelle des Nebenhodens
  - Stroma — kollagenes (straffes) Bindegewebe
  - Rete testis — netzartiges Röhrchensystem des Samenweges, ausgekleidet mit einem einschichtigen platten oder kubischen Epithel
  - Blut- und Lymphgefäße, Nerven

Spermatogenese

- Spermatogonie (Ursamenzelle) — diploide mittelgroße, runde, stets wandständig liegende Zelle mit großem runden Kern; häufig Mitosen
- Spermatozyten I. Ordnung — diploide, große, runde Zellen mit großen, chromatinreichen Kernen (größte Zellen während der Spermiogenese ∅ ca. 10–14 μm)
- Spermatozyten II. Ordung (Präspermatiden) — haploide, runde Zellen mit runden Kernen (kleiner als die Spermatozyten 1. Ordnung)
- Spermatiden — haploide, kleine, teils kugelige, teils ellipsoide Zellen mit kleinem, exzentrischem, kugeligem Kern und beginnender Geißelbildung
  - Spermiohistogenese — Umbildung der Spermatiden zu Spermien, in Kontakt mit Sertoli' Zellen

Spermie

- Kopf, 3–4 μm lang — Akrosomenkappe, haploider Zellkern
- Hals, 1 μm lang — proximales Zentriol und Rest des distalen Zentriols, Mantelfasersegmente; bewegliche Verbindung von Kopf und Mittelstück
- Mittelstück, 6–8 μm lang
- Schwanz, 40–50 μm lang
  - Mitochondrienspirale, ∅: 1 μm
    - proximaler Teil — Ringfasern
    - distaler Teil — Ringfasern — 9 Mantelfasern 7 — Achsenfaden aus Mikrotubuli (2 zentrale und 9 periphere Doppeltubuli)
  - Endstück

Nebenhoden

- Caput
  - Ductus epididymidis (s. u.)
  - Ductuli efferentes testis — Epithel abwechselnd kubisch und zylindrisch, stellenweise apokrine Sekretion und Flimmerbesatz
    10–20 Verbindungsgänge vom Rete testis
- Corpus
- Cauda
  - Ductus epididymidis
    sehr stark gewundener, in gefäßreichem, fettfreiem Bindegewebe liegender Gang, bis zu 6 m lang
    - zweireihiges Epithel
      - Basalzellen mit kugeligen Kernen
      - hochprismatische Zellen mit elliptischen Kernen und langen Stereozilien
    - Basalmembran
    - Lamina propria glatte Muskulatur im Corpusbereich zirkulär, im Caudabereich zusätzlich Längsmuskulatur

Abb. 177

Abb. 178–180

Ductus deferens (⌀3 mm)

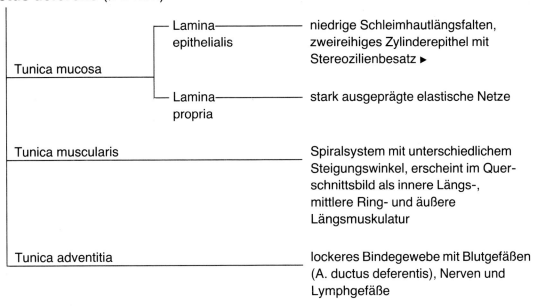

- Tunica mucosa
  - Lamina epithelialis — niedrige Schleimhautlängsfalten, zweireihiges Zylinderepithel mit Stereozilienbesatz ▶
  - Lamina propria — stark ausgeprägte elastische Netze
- Tunica muscularis — Spiralsystem mit unterschiedlichem Steigungswinkel, erscheint im Querschnittsbild als innere Längs-, mittlere Ring- und äußere Längsmuskulatur
- Tunica adventitia — lockeres Bindegewebe mit Blutgefäßen (A. ductus deferentis), Nerven und Lymphgefäße

▶ Stereozilienbesatz kann im Bereich des Leistenkanals und im Beckenteil fehlen und durch einen Kutikularsaum ersetzt werden.

Samenblase

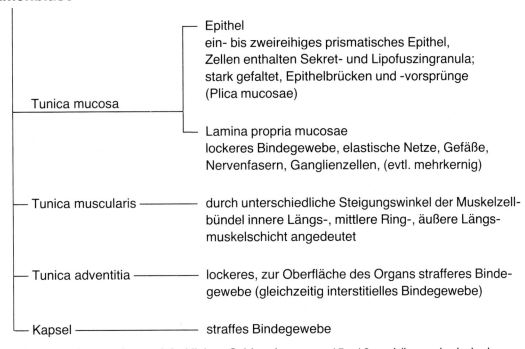

- Tunica mucosa
  - Epithel
    ein- bis zweireihiges prismatisches Epithel, Zellen enthalten Sekret- und Lipofuszingranula; stark gefaltet, Epithelbrücken und -vorsprünge (Plica mucosae)
  - Lamina propria mucosae
    lockeres Bindegewebe, elastische Netze, Gefäße, Nervenfasern, Ganglienzellen, (evtl. mehrkernig)
- Tunica muscularis — durch unterschiedliche Steigungswinkel der Muskelzellbündel innere Längs-, mittlere Ring-, äußere Längsmuskelschicht angedeutet
- Tunica adventitia — lockeres, zur Oberfläche des Organs strafferes Bindegewebe (gleichzeitig interstitielles Bindegewebe)
- Kapsel — straffes Bindegewebe

Die Drüse besteht aus einem einheitlichen Schlauch von ca. 15–16 cm Länge, der jedoch vielfach geschlängelt und gefaltet ist.

Urethra masculina (ca. 20–25 cm lang)

Pars prostatica
eigentliche Harnröhre
3–3,5 cm lang
- Übergangsepithel, mit Übergang in mehrreihiges, stellenweise mehrschichtiges Zylinderepithel
- bindegewebige Lamina propria mit Venenplexus
- innere Längs- und äußere Ringmuskelschicht (glatte Muskelzellen)

Pars membranacea
Harnsamenröhre
- mehrreihiges, selten mehrschichtiges Zylinderepithel mit Becherzellen
- Lamina propria und Tunica muscularis wie in der Pars prostatica
- zusätzlich quergestreifte Muskulatur des Diaphragma urogenitale
- Glandulae bulbourethrales

Pars spongiosa
Harnsamenröhre
- Epithel wie in der Pars membranacea
- allmähliches Schwinden der glatten Muskelzellagen
- Corpus spongiosum penis kavernöse Venen in lockerem, faserigen Bindegewebe

Fossa navicularis — mehrschichtiges, unverhorntes Plattenepithel

Prostata

- Kapsel ──────────── kollagenes (straffes) Bindegewebe
- subkapsuläre Zone ──────────── weitmaschige Venenplexus
- Stroma
  - glatte Muskulatur
  - elastische Netze
  - kollagene Fasern
  - Nervenfasern
  - vegetative Ganglienzellen zwei- bis mehrkernig
- Parenchym
  - Glandulae prostaticae ──────────── ca. 30–50 tubuloalveoläre Drüsen; faltenbildendes Epithel, je nach Funktionszustand abgeflacht bis kubisch (viel Sekret, Drüsenzellen erschöpft) oder ein- bis zweireihig hochprismatisch; im Lumen oft konzentrisch geschichtete Körper (Prostatasteine, ⌀ bis 0,7 μm)
  - Ductuli prostatici ──────────── ca. 15–30 Ausführungsgänge; Mündung auf dem Colliculus seminalis und in die umgebende Urethra

Penis

- Radix — basale Verankerung an der Linea alba (Lig. fundiforme penis), am Schambein (Lig. suspensorium penis und Crura penis) und Diaphragma urogenitale (Schwellkörper)

- Corpus
  - Umhüllung
    äußere Haut, im Stratum basale und unterem Stratum spinosum pigmentiert, mit Lanugobehaarung, gut verschieblich, Stratum subcutaneum fettfrei mit Bündeln glatter Muskelzellen und **vereinzelten** Schweißdrüsen
  - Corpora cavernosa
    paarige Schwellkörper mit starker Kapsel aus kollagenem Bindegewebe (Tunica albuginea), kavernöse Bluträume mit Wandung aus kollagenem Bindegewebe, Muskelzellbündeln und Endothelauskleidung; erhalten Blut direkt aus den Aa. helicinae (ohne Kapillarstrecke); Blutstromregulationsmechanismen
  - Corpus spongiosum
    unpaarer Schwellkörper um die Harnsamenröhre; gleicher Bau wie Corpora spongiosa, aber schwächere Tunica albuginea

- Glans
  - Umhüllung
    unverschiebliches mehrschichtiges unverhorntes Plattenepithel, bindegewebiges Stratum subcutaneum mit sensiblen Endorganen, ohne Drüsen
  - kappenartig über den Corpora cavernosa gelegene Anschwellung des Corpus spongiosum
  - Präputium
    Hautduplikatur (s. S. 168)

Scrotum

- Epidermis — dünn, mäßig verhornt, spärlich behaart, stark pigmentiert
- Corium
  - Stratum papillare — schwache Verzapfung
  - Stratum reticulare — dicke Kollagenfaserschicht durchflochten mit zahlreichen Bündeln glatter Muskelzellen, Schweißdrüsen, Talgdrüsen, vereinzelt Duftdrüsen
- Tela subcutanea — fettarm

Hyphophyse (Übersicht)

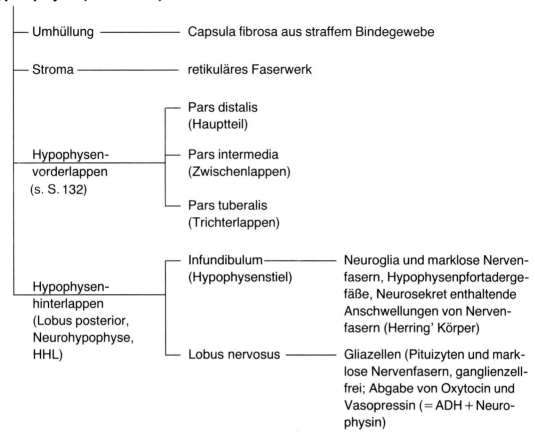

- Umhüllung — Capsula fibrosa aus straffem Bindegewebe
- Stroma — retikuläres Faserwerk
- Hypophysen-vorderlappen (s. S. 132)
  - Pars distalis (Hauptteil)
  - Pars intermedia (Zwischenlappen)
  - Pars tuberalis (Trichterlappen)
- Hypophysen-hinterlappen (Lobus posterior, Neurohypophyse, HHL)
  - Infundibulum (Hypophysenstiel) — Neuroglia und marklose Nervenfasern, Hypophysenpfortadergefäße, Neurosekret enthaltende Anschwellungen von Nervenfasern (Herring' Körper)
  - Lobus nervosus — Gliazellen (Pituizyten und marklose Nervenfasern, ganglienzellfrei; Abgabe von Oxytocin und Vasopressin (= ADH + Neurophysin)

Hypophysenvorderlappen (Adenohypophyse, Lobus anterior, HVL)

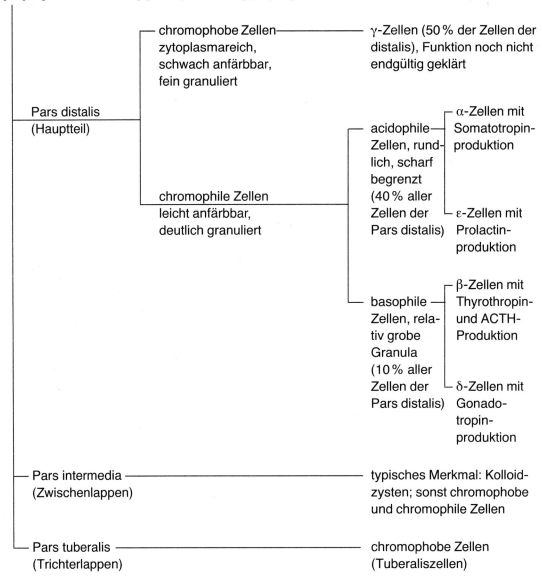

Abb. 187

Epiphyse (Corpus pineale, Zirbeldrüse)

- Umhüllung — lockeres Bindegewebe (Pia mater)

- Stroma
  - bindegewebige Septen, gefäßhaltig, vom bindegewebigen Überzug individuell breit ins Innere einstrahlend;
  - freie Zellen (Lymphozyten, Mastzellen, Plasmazellen, Chromatophoren)
  - faserige Astrozyten (Glia)

- Parenchym
  - Pinealzellen
    rundliche epitheloide Zellen mit nachweisbaren verzweigten Fortsätzen,
    granuliertes Zytoplasma, im Alter Lipofuszin, runde bis nierenförmige Kerne;
    werden durch Glia zu Zellgruppen zusammengefaßt
  - markhaltige und marklose Nervenfasern, vereinzelt Nervenzellen

- Besonderheiten
  - gliaumhüllte Zysten, die das Parenchym verdrängen
  - Hirnsand (Acervulus cerebri)
    kalkhaltige, lamellär geschichtete Konkremente; altersabhängig, können röntgenologisch zur Erkennung von Seitenabweichungen der Hirnteile herangezogen werden

Schilddrüse (Glandula thyroidea)

- Umhüllung — Capsula fibrosa aus straffem, kollagenem Bindegewebe

- Stroma
  - Trabekel mit Gefäßen und Nerven; unterteilen das Parenchym in Lobuli
  - interfolliculäres, lockeres Bindegewebe mit Kapillarnetzen; enthält die interfollikulären Zellen (s. u.)

- Parenchym
  - Schilddrüsenfollikel (Ø ca. 0,25–0,5 mm); Follikelepithel einschichtig, je nach Funktionszustand platt, kubisch oder hochprismatisch, bei älteren Menschen oft lipofuscinhaltig, sezerniert Tri- und Tetrajodthyronin; Hohlräume mit Kolloid gefüllt; Menge, Anfärbbarkeit und Anzahl der Randvakuolen (s. u.) abhängig vom Funktionszustand der Schilddrüse
  - interfolliculäre Zellen (parafolliculäre Zellen, helle Zellen, C-Zellen) zur Calcitoninproduktion

- Besonderheiten — Randvakuolen der Kolloids erscheinen als halbmondförmige oder rundliche Schrumpfräume unter dem Follikelepithel

Epithelkörperchen (Glandulae parathyreoideae)

- Umhüllung —— zarte Bindegewebskapsel
- Stroma —— Septen aus retikulärem Bindegewebe mit zahlreichen Blutgefäßen. Mit steigendem Alter Zunahme der Septierung und Fettzelleinlagerungen, teilen das Parenchym in Zellstränge oder Zellballen
- Parenchym
  - Hauptzellen
    - helle Zellen
      rundliche bis polygonale optisch leere Zellen mit kugeligen Kernen
    - dunkle Zellen
      polygonale, schwach azidophile Zellen mit feinen, wenig in Erscheinung tretenden Granula
  - oxyphile Zellen
    (chromatophile Zellen, Welsh-Zellen)
    große, azidophile, gelegentlich vakuolisierte Zellen mit kleinen, dunklen, oft pyknotischen Kernen
- Besonderheiten —— Vorkommen von extrazellulärem Kolloid, gelegentlich zu kolloidhaltigen Follikeln konfluierend

Abb. 191

Pancreas (Bauchspeicheldrüse)

- Umhüllung — schwache Kapsel aus kollagenem, straffem Bindegewebe, auf der Ventralseite mit Peritonealüberzug

- Stroma — lockeres Bindegewebe, unterteilt das Parenchym in Läppchen; gefäß- und nervenhaltig

- Parenchym
  - exokriner Teil — (s. S. 33)
  - inkretorischer Teil (Langerhans' Inseln) kann im Caput pancreatis fehlen ⌀ der Inseln ca. 80–250 µm, Gesamtzahl ca. 0,5–2 Millionen
    - A-Zellen, grob granuliert, produzieren Glucagon
    - B-Zellen, fein granuliert, produzieren Insulin
    - C-Zellen, granulafrei, Funktion noch nicht bekannt
    - D-Zellen, produzieren Gastrin

- Ausführungsgänge des exokrinen Anteils
  - kleine Ausführungsgänge intralobulär mit einschichtigem, kubischem Epithel ausgekleidet
  - größere Ausführungsgänge interlobulär mit einschichtigem, hochprismatischem Epithel ausgekleidet
  - Hauptausführungsgänge; einschichtiges bis zweischichtiges, gelegentlich mehrschichtiges Epithel

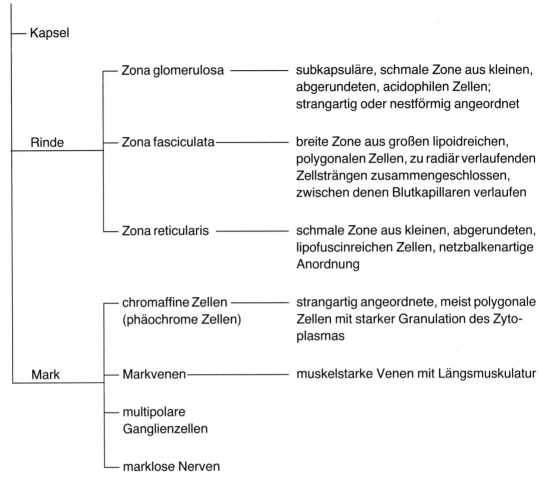

Paraganglien

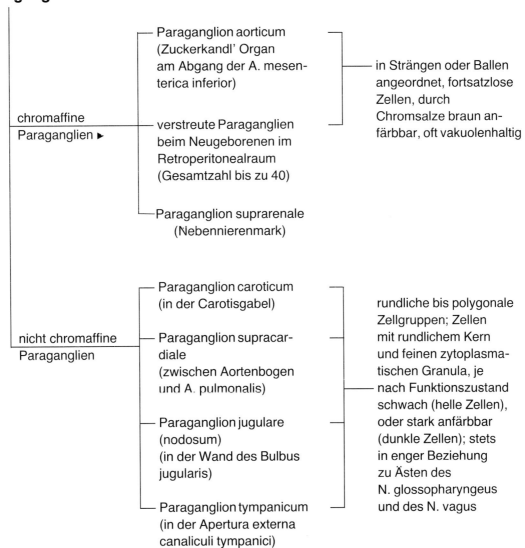

- chromaffine Paraganglien ▶
  - Paraganglion aorticum (Zuckerkandl' Organ am Abgang der A. mesenterica inferior)
  - verstreute Paraganglien beim Neugeborenen im Retroperitonealraum (Gesamtzahl bis zu 40)
  - Paraganglion suprarenale (Nebennierenmark)

  — in Strängen oder Ballen angeordnet, fortsatzlose Zellen, durch Chromsalze braun anfärbbar, oft vakuolenhaltig

- nicht chromaffine Paraganglien
  - Paraganglion caroticum (in der Carotisgabel)
  - Paraganglion supracardiale (zwischen Aortenbogen und A. pulmonalis)
  - Paraganglion jugulare (nodosum) (in der Wand des Bulbus jugularis)
  - Paraganglion tympanicum (in der Apertura externa canaliculi tympanici)

  — rundliche bis polygonale Zellgruppen; Zellen mit rundlichem Kern und feinen zytoplasmatischen Granula, je nach Funktionszustand schwach (helle Zellen), oder stark anfärbbar (dunkle Zellen); stets in enger Beziehung zu Ästen des N. glossopharyngeus und des N. vagus

▶ Sind im Alter von ca. 1 1/2 Jahren am höchsten entwickelt und bilden sich, mit Ausnahme des Nebennierenmarkes, ab dem 2. Lebensjahr zurück.

Großhirnrinde (Isocortex)

Schicht	Bildtyp	Beschreibung
I Lamina zonalis — molekuläre Schicht	Zellbild	wenige kleine, meist horizontal ausgerichtete Zellen; Dendriten tangential, Neuriten absteigend
	Markscheidenbild	vorwiegend tangential angeordnet (tangentiales Flechtwerk)
II Lamina granularis externa — äußere Körnerschicht	Zellbild	zahlreiche kleine Nervenzellen mit auffallend großen Kernen (Körnerzellen) = besonders kleine Pyramidenzellen; Dendriten bis an die Molekularschicht reichend, gelegentlich in diese eintretend, Neuriten meist absteigend, aber auch umbiegend und aufsteigend
	Markscheidenbild	nahezu tangentialfaserfrei
III Lamina pyramidalis externa — äußere Pyramidenschicht	Zellbild	kleine bis mittelgroße Pyramidenzellen (im basalen Teil ⌀ bis 40 µm), Dendriten aufsteigend oder basal tangential verlaufend, Neuriten absteigend mit absteigenden Kollateralen
	Markscheidenbild	beginnende radiäre Markstrahlung
IV Lamina granularis interna — innere Körnerschicht	Zellbild	zahlreiche, kleine, unregelmäßig gestaltete Nervenzellen, auf- und absteigende, oft gegabelte Neuriten
	Markscheidenbild	sehr dichte Tangentialfaserschicht = äußere Baillarger' Streifen (in der Sehrinde besonders dick = Vicq d'Azyr' Streifen)
V Lamina pyramidalis interna — innere Pyramidenschicht	Zellbild	große Pyramidenzellen (in der motorischen Rinde als Betz' Riesenzellen mit absteigenden, die Pyramidenbahn bildenden Neuriten) und aufsteigene Kollateralen)
	Markscheidenbild	horizontal angeordnete Fasern bilden den inneren Baillarger' Streifen
VI Lamina multiformis — Spindelzellschicht	Zellbild	kleine, unterschiedlich gestaltete Nervenzellen
	Markscheidenbild	vorwiegend dichte, radiär ausgerichtete Faserzüge

Kleinhirnrinde

- Umhüllung — Pia mater
- Stratum moleculare Molekularschicht
  - Perikaryen von Nervenzellen
    - kleine Rindenzellen, multipolar (Sternzellen)
    - große Rindenzellen, multipolar (Korbzellen)
  - Fortsätze von Nervenzellen
    - Dendritenbaum der Purkinje' Zellen (Verlauf: plattenförmig senkrecht zu den Windungen)
    - Dendriten der kleinen und großen Rindenzellen (Verlauf: plattenförmig senkrecht zu den Windungen)
    - Neuriten der großen und kleinen Rindenzellen (Verlauf: parallel zur Oberfläche, senkrecht und quer zum Windungsverlauf)
    - Parallelfasern
      Neuriten der kleinen Körnerzellen (Verlauf: tangential zur Oberfläche in Windungsrichtung)
    - Kletterfasern
      Neuriten, baumartig verzweigt, vorwiegend aus dem olivo-cerebellaren System
  - Gliazellen
    - Fañanas' Zellen ⎫ möglicherweise die
    - Bergmann' Zellen ⎭ gleiche Zellart
- Stratum ganglionare
  - Perikaryen von Nervenzellen — Purkinje' Zellen
  - Fortsätze von Nervenzellen
    - Kletterfasern (siehe oben)
    - Faserkörbe der großen Rindenzellen und anderer Neurone
  - Gliazellen
- Stratum granulosum Körnerschicht
  - Perikaryen von Nervenzellen
    - kleine Körnerzellen
    - große Körnerzellen
      - Typ Golgi I
      - Typ Golgi II
      - Horizontalzellen
  - Fortsätze von Nervenzellen
    - Neuriten der Purkinje' Zellen verlassen als einzige Efferenzen die Rinde (Verlauf: zu Kleinhirnkerngebieten im Marklager und dem N. vestibularis lat.)
    - Neuriten der kleinen Körnerzellen (Verlauf: zur Molekularschicht, siehe oben)
    - Neuriten der großen Körnerzellen (Verlauf: Verteilung in der Körnerschicht)
    - Kletterfasern
      Neuriten (siehe oben)
    - Moosfasern
      Neuriten, vorwiegend aus dem olivo- und pontocerebellaren System
    - Dendriten der Körnerzellen
  - Glomeruli cerebellares (Eosinkörper) — Synapsenkomplexe, homogen anfärbbar, Kontakt von Dendriten der Körnerzellen mit den Moosfasern und Neuriten der großen Körnerzellen
  - Gliazellen
    - Langstrahler
    - Kurzstrahler

Abb. 84, 199–202

Hirnhäute

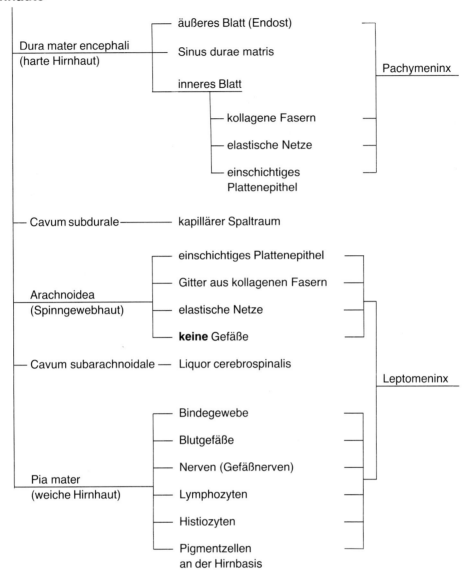

Fasciculus opticus (N. opticus)

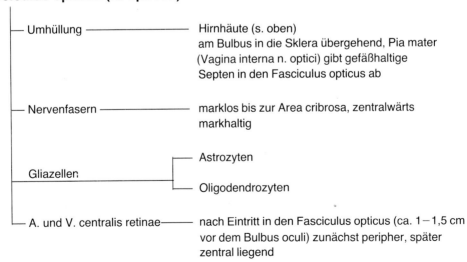

Rückenmark

- Septum medianum **dorsale**
- Substantia alba —— Zona terminalis
- Substantia grisea —— Substantia gelatinosa dorsalis
- Zentralkanal
- Substantia grisea mit Commissura grisea
- Substantia alba mit Commissura alba ventralis
- Fissura mediana **ventralis** mit Ästen der A. spinalis ventralis

Spinalganglien

- Kapsel
  - äußerer Anteil Abkömmling der Dura mater
  - innerer Anteil Abkömmling der Arachnoidea = Perineuralepithel
- pseudounipolare Ganglienzellen —— Perikaryen der sensiblen Nerven, ⌀ bis 100 µm, mit Ursprungskegel am Abgang des Fortsatzes, Lipofuscingranula
- Amphizyten Mantelzellen —— Fortsetzung der Schwann' Zellen der Nervenfasern
- Endoneurium —— zartes Bindegewebe zwischen Nervenfasern, Kollagenfasern, Blutkapillaren
- markhaltige und marklose Nervenfasern

Auge

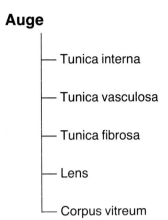

- Tunica interna
- Tunica vasculosa
- Tunica fibrosa
- Lens
- Corpus vitreum

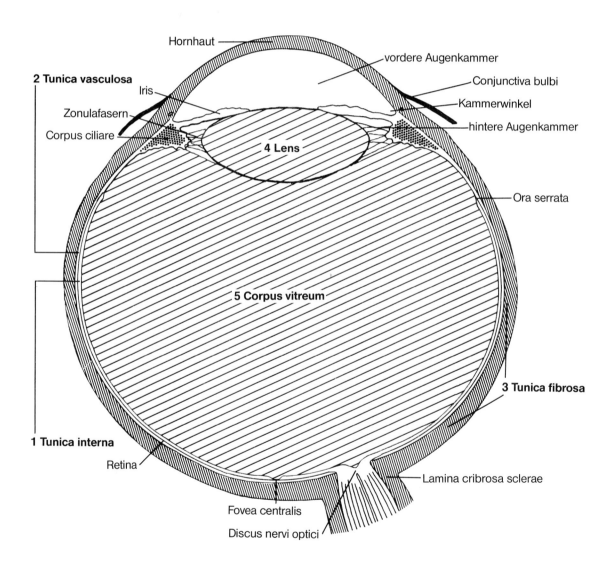

Abb. 203–204

1 Tunica interna (innere Augenhaut)

- Pars optica Retina ▶

- Fovea centralis — Zentrum der Macula lutea (gelber Fleck) Stelle des schärfsten Sehens; nur Stratum neuroepitheliale hauptsächlich Zapfen), gefäßfrei

- Discus nervi optici — Sammelpunkt der Optikusnervenfasern; blinder Fleck linsenwärts der Lamina cribrosa; keine optische Wahrnehmung möglich

- Ora serrata — gezackte Übergangszone von der mehrschichtigen Pars optica zur zweischichtigen Pars caeca, linsenwärts des Augapfeläquators

- Pars caecaa
- Pars ciliaris
- Pars iridica

  nicht lichtempfindliche Auskleidung des Augapfels zweischichtiges Epithel, bestehend aus der einschichtigen, hochprismatischen Pars caeca retinae (Herkunft: eingestülpter Teil des Augenbechers) und dem einschichtigen kubischen Stratum pigmenti retinae (äußere Zellage des Augenbechers)

2 Tunica vasculosa (mittlere Augenhaut)

Choroidea / Aderhaut	▶
Corpus ciliare / Strahlenkörper	Zonulafasern zur Linse; kapillarreich (Kammerwassersekretion), glatte Muskelzellen des M. ciliaris, feinfaseriges Bindegewebe
Iris / Regenbogenhaut	zur hinteren Augenkammer: Epithel der Augenbecheranteile (Umschlagstelle am Pupillenrand), zur vorderen Augenkammer: kein geschlossenes Epithel, sondern endothelartige Bindegewebszellen; lockeres, gefäßreiches Bindegewebe (eventuell pigmentiert), glatte Muskelzellen der Mm. dilatator et sphincter pupillae; trennt vordere von hinterer Augenkammer
Angulus iridocornealis / Kammerwinkel	Ende der Tunica vasculosa am Rande der vorderen Augenkammer; Abfluß des Kammerwassers durch ein bindegewebiges Balkensystem zum Sinus venosus sclerae (Schlemm' Kanal)

3 Tunica fibrosa (äußere Augenhaut)

- Sklera ▶
  Lederhaut

- Lamina cribrosa sclerae —— verdickte, aber siebartig durchbrochene Lederhaut, ermöglicht den Durchtritt der Nervenfasern

- Cornea
  Hornhaut
  - vorderes Hornhautepithel
    mehrschichtiges unverhorntes Plattenepithel, marklose Nervenfaserendigungen
  - Lamina limitans anterior (Bowman' Membran)
    Verdickung der Basalmembran durch feinste Fibrillen (bei höheren Primaten)
  - Substantia propria corneae
    Lamellen aus kreuzweise verlaufenden kollagenen Fasern, spezifische Interzellularsubstanz, Bindegewebszellen, **gefäßfrei**
  - Lamina limitans posterior (Descemet' Membran)
  - hinteres Hornhautepithel (Hornhautendothel)
    einschichtiges Plattenepithel

4 Lens (Linse)

- Linsenkapsel —— oberflächliche kutikulare Ausscheidung des Linsenepithels, Anheftung der Zonulafasern
- vorderes Linsenepithel —— einschichtiges kubisches Epithel
- Linsenfasern —— langgesteckte Epithelzellen des hinteren Linsenepithels, alte Zellen sind kernlos; bilden die Hauptmasse der Linse

5 Corpus vitreum (Glaskörper)

- zellfreie Gallerte mit verdickter Oberfläche (Membrana vitrea), Wassergehalt ca. 99 %, Eiweiß und Mukopolysaccaride

Auge (Bulbus) 6 (in Richtung des einfallenden Lichtes)

- Cornea ▶
- vordere Augenkammer
- Pupille   (zentrale Öffnung der Iris)
- hintere Augenkammer
- Linse ▶
- Glaskörper ▶
- Retina
Netzhaut ca. 0,4 mm dick
  - Stratum ganglionare nervi optici (3. Neuron)
    - innere Gliazellmembran Gliafasern
    - Optikusnervenfaserschicht mit Ästen der Arteria et vena centralis retinae (Versorgung bis zur äußeren Körnerschicht)
    - Optikusganglienzellschicht multipolare Ganglienzellen
  - Stratum ganglionare retinae (2. Neuron)
    - innere plexiforme Schicht
    - innere Körnerschicht bipolare Ganglienzellen
    - äußere plexiforme Schicht
  - Stratum neuroepitheliale (1. Neuron)
    - äußere Körnerschicht
    - Perikaryen der Photorezeptoren (unipolare Ganglienzellen)
    - äußere Gliazellmembran Gliafortsätze
    - Schicht der Stäbchen und Zapfen Lichtrezeptoren der Ganglienzellen
  - Stratum pigmenti: einschichtiges kubisches bis hochprismatisches Epithel, melaninreich
- Choroidea
Aderhaut ca. 0,2 mm dick
  - Complexus basalis / Bruch' Membran
    - Basalmembran
    - Kollagenfaserschicht
    - elastische Netze
  - Lamina choroidocapillaris: dichtes Kapillarnetz von hier aus Ernährung des Stratum neuroepitheliale
  - Lamina vasculosa: muskelarme Arterienäste der Arteriae choroideae, Venen
  - Lamina suprachoroidea: Gefäßstämme und Nervenfasern, verzweigte Pigmentzellen; Verschiebeschicht zur Sclera
- Sclera
Lederhaut ca. 0,5 bis 0,8 mm dick
  - Substantia propria sclerae: straffes kollagenes Bindegewebe (Bündel verlaufen in alle Richtungen); nerven- und gefäßarm (aber Durchtritt der Gefäße von und zur Aderhaut)
  - Lamina episcleralis: lockeres Bindegewebe Verschiebeschicht bei Bewegung des Augapfels

Hör und Gleichgewichtsorgan

- **Außenohr**
  - Ohrmuschel (s. S. 163)
  - äußerer Gehörgang
    - 1. Drittel — Fortsetzung der Ohrmuschelhaut mit Haaren, großen Talg- und apokrinen Drüsen (Glandulae ceruminosae); Wand aus elastischem Knorpel
    - 2. und 3. Drittel — haarlose Haut ohne Talg- aber mit apokrinen Drüsen; Wand aus Geflechtknochen
- **Mittelohr**
  - Trommelfell
    - Außenseite — dünne, papillen- und haarlose äußere Haut, drüsenlos
    - Lamina propria — in der Pars tensa kollagenes, in der Pars flaccida lockeres Bindegewebe
    - Innenseite — Schleimhaut der Paukenhöhle
  - Paukenhöhle / Cavum tympani
    - Lamina epithelialis — plattes bis kubisches Epithel mit vereinzelten Flimmerepithelzellen
    - Lamina propria — lockeres Bindegewebe
  - Gehörknöchelchen — Schleimhautüberzug wie in der Paukenhöhle
  - Ohrtrompete / Tuba auditiva
    - Pars ossea — Schleimhaut wie in der Paukenhöhle; Knochenwand
    - Pars cartilaginea — mehrreihiges, respiratorisches Epithel; in der Pars isthmica hyaliner, sonst elastischer Knorpel, Lücken mit Bindegewebe verschlossen (Lamina membranacea)
- **Innenohr**
  - knöchernes Labyrinth
  - häutiges Labyrinth

  Hörorgan und Gleichgewichtsorgan (s. S. 147, 148)

Abb. 210

Gehörorgan ▶

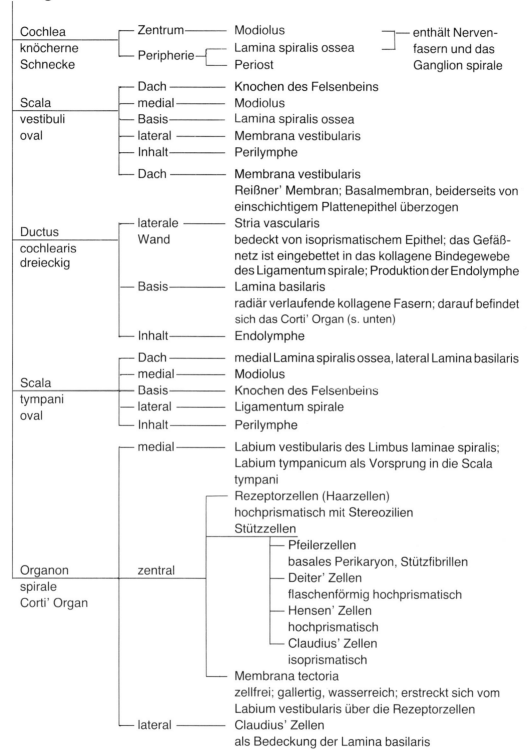

Cochlea knöcherne Schnecke	Zentrum — Peripherie —	Modiolus — Lamina spiralis ossea — Periost	enthält Nervenfasern und das Ganglion spirale

Scala vestibuli oval
- Dach — Knochen des Felsenbeins
- medial — Modiolus
- Basis — Lamina spiralis ossea
- lateral — Membrana vestibularis
- Inhalt — Perilymphe

Ductus cochlearis dreieckig
- Dach — Membrana vestibularis
  Reißner' Membran; Basalmembran, beiderseits von einschichtigem Plattenepithel überzogen
- laterale Wand — Stria vascularis
  bedeckt von isoprismatischem Epithel; das Gefäßnetz ist eingebettet in das kollagene Bindegewebe des Ligamentum spirale; Produktion der Endolymphe
- Basis — Lamina basilaris
  radiär verlaufende kollagene Fasern; darauf befindet sich das Corti' Organ (s. unten)
- Inhalt — Endolymphe

Scala tympani oval
- Dach — medial Lamina spiralis ossea, lateral Lamina basilaris
- medial — Modiolus
- Basis — Knochen des Felsenbeins
- lateral — Ligamentum spirale
- Inhalt — Perilymphe

Organon spirale Corti' Organ
- medial — Labium vestibularis des Limbus laminae spiralis; Labium tympanicum als Vorsprung in die Scala tympani
- zentral —
  - Rezeptorzellen (Haarzellen) hochprismatisch mit Stereozilien
  - Stützzellen
    - Pfeilerzellen
      basales Perikaryon, Stützfibrillen
    - Deiter' Zellen
      flaschenförmig hochprismatisch
    - Hensen' Zellen
      hochprismatisch
    - Claudius' Zellen
      isoprismatisch
  - Membrana tectoria
    zellfrei; gallertig, wasserreich; erstreckt sich vom Labium vestibularis über die Rezeptorzellen
- lateral — Claudius' Zellen
  als Bedeckung der Lamina basilaris

▶ Das Gehörorgan ist schneckenhausartig gewunden (beim Menschen 2 1/2 Windungen) und allseitig vom Knochen des Felsenbeins umgeben.
Die Scala vestibuli, die mit dem durch das Foramen ovale abgeschlossene Vestibulum in Verbindung steht, und die Scala tympani, die durch das Foramen rotundum abgeschlossen wird, stehen an der Schneckenspitze über das Helicotrema in Verbindung.

Gleichgewichtsorgan

- **Sacculus**
  - gleicher Wandbau wie Ductus semicirculares (s. unten); das einschichtige Epithel wird an der Basis der Macula hochkubisch
  - Macula sacculi (an der Medialseite des Sacculus)
    - Stützzellen (bis zur Basalmembran reichend) mit basalen ovoiden Kernen
    - Sinneszellen (nicht die Basalmembran erreichend mit kugeligen Kernen) mit Sinneshaaren und einer Kinozilie
    - Gallerthaube (Statolithenmembran) mit übergelagerten, verkalkten Körnchen (Statolithen)

- **Utriculus**
  - gleicher Wandbau wie Ductus semicirculares (s. unten); das einschichtige Epithel wird an der Basis der Macula hochkubisch
  - Macula utriculi (am Boden des Utriculus) — gleicher Bau wie Macula sacculi (s. oben)

- **Ductus semicircularis anterior posterior lateralis**
  - Lumen von einschichtigem Plattenepithel umgeben, enthält Endolymphe
  - Lamina propria; lockeres Bindegewebe
  - Spatium perilymphaticum mit Perilymphe gefüllt, enthält bindegewebige Stränge, die vom Periost zur Lamina propria ziehen
  - Periost

- **Ampulla membranacea anterior posterior lateralis**
  - als Teil des Ductus semicircularis auch ebenso gebaut (s. oben); an der Basis der Crista Übergang in hochprismatisches Epithel
  - Crista ampullaris
    - Zentrum: markhaltige Nervenfasern in lockerem Bindegewebe
    - Kuppe
  - **Sinneszellen** mit Sinneshaaren und einer zentralen Kinozilien, erreichten nicht die Basalmembran); **Stützzellen** (erreichen die Basalmembran); **Cupula** (glockenförmige, zellfreie gallertige Haube, überdeckt die Sinneszellen)

- **Ductus endolymphaticus** — Verbindungsgang zwischen Utriculus und Sacculus endolymphaticus; gleicher Wandbau wie Ductus semicircularis (s. oben)

- **Sacculus endolymphaticus** — erweitertes Ende des Ductus endolymphaticus unter der Dura mater encephali an der Hinterfläche der Pars petrosa; gleicher Wandbau wie Ductus semicircularis (s. oben)

Abb. 215

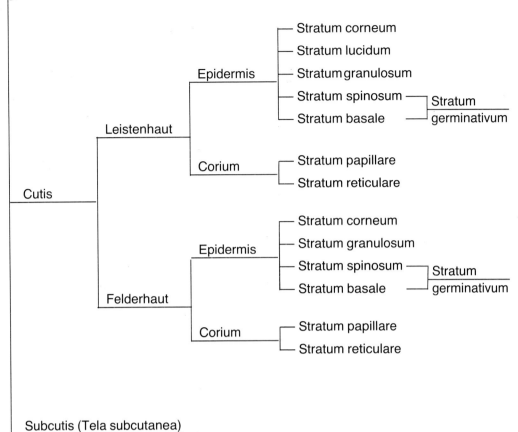

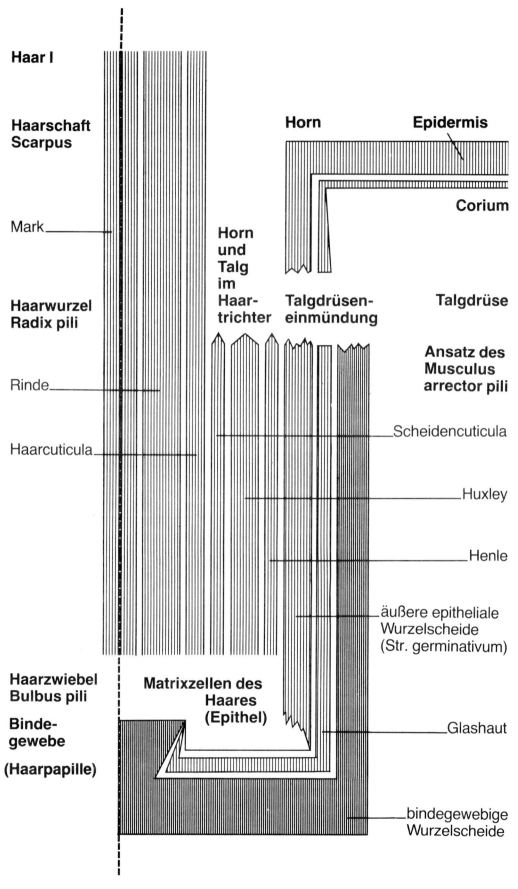

Abb. 216, 233–234

Haar II

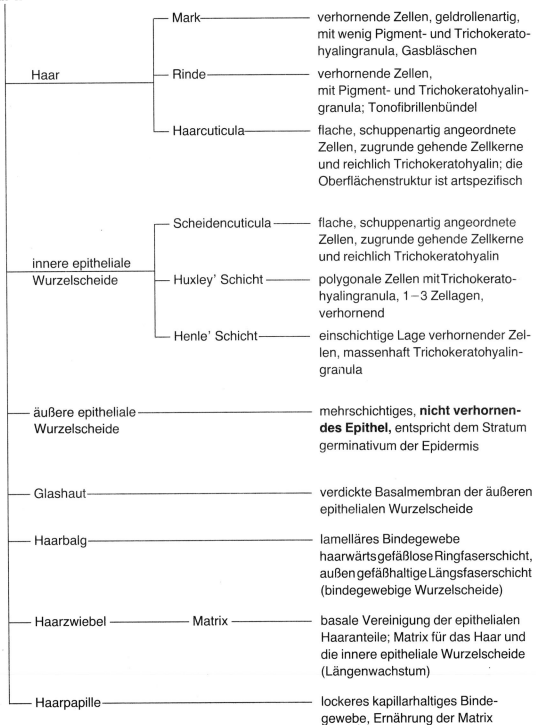

- Haar
  - Mark — verhornende Zellen, geldrollenartig, mit wenig Pigment- und Trichokeratohyalingranula, Gasbläschen
  - Rinde — verhornende Zellen, mit Pigment- und Trichokeratohyalingranula; Tonofibrillenbündel
  - Haarcuticula — flache, schuppenartig angeordnete Zellen, zugrunde gehende Zellkerne und reichlich Trichokeratohyalin; die Oberflächenstruktur ist artspezifisch

- innere epitheliale Wurzelscheide
  - Scheidencuticula — flache, schuppenartig angeordnete Zellen, zugrunde gehende Zellkerne und reichlich Trichokeratohyalin
  - Huxley' Schicht — polygonale Zellen mit Trichokeratohyalingranula, 1–3 Zellagen, verhornend
  - Henle' Schicht — einschichtige Lage verhornender Zellen, massenhaft Trichokeratohyalingranula

- äußere epitheliale Wurzelscheide — mehrschichtiges, **nicht verhornendes Epithel,** entspricht dem Stratum germinativum der Epidermis

- Glashaut — verdickte Basalmembran der äußeren epithelialen Wurzelscheide

- Haarbalg — lamelläres Bindegewebe haarwärts gefäßlose Ringfaserschicht, außen gefäßhaltige Längsfaserschicht (bindegewebige Wurzelscheide)

- Haarzwiebel — Matrix — basale Vereinigung der epithelialen Haaranteile; Matrix für das Haar und die innere epitheliale Wurzelscheide (Längenwachstum)

- Haarpapille — lockeres kapillarhaltiges Bindegewebe, Ernährung der Matrix

Das angegebene Schema zeigt den Aufbau der Terminalhaare, die in Gruppen von 3–5 Haaren stehen. Die Primärhaare (Woll- oder Lanugohaare) des Kindes sind markfrei und stehen einzeln. Beim Haarwechsel wird ein Kolbenhaar (bestehend aus Haarschaft, Haarwurzel und jetzt verhornter Haarzwiebel) abgestoßen und das neue Haar (Ersatzhaar) von verbliebenen unveränderten Matrixzellen gebildet.

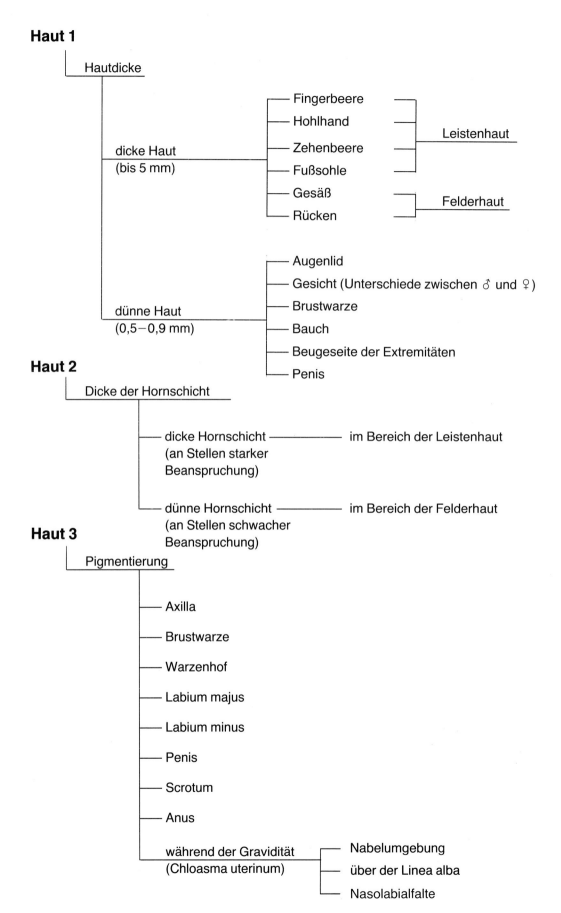

Haut 4

Verzapfung der Epidermis mit dem Corium
- stark verzapft —————— im Bereich der Leistenhaut
- schwach verzapft —————— im Bereich der Felderhaut

Haut 5

Fettreiche Subcutis
- weibl. Brust
- Bauch
- Mons Pubis
- Gesäß
- Fußsohle

Haut 6

Fettarme oder fettfreie Subcutis
- Augenlid
- Nase
- Außenohr mit Ausnahme des Ohrläppchens (s. S. 163)
- Lippe
- Labium minus
- Penis
- Scrotum

Haut 7

Freie Talgdrüsen
- Augenlid
- Lippenrot
- Brustwarze
- Warzenhof
- Innenseite der Labia minora
- Innenseite des Präputiums
- Anus

Haut 8
- Keine Schweißdrüsen
  - Lippenrot
  - Glans penis
  - Innenfläche des Präputiums

Haut 9
- Duftdrüsen bzw. apokrine Schweißdrüsen
  - Augenlid
  - Vestibulum nasi
  - Naso-Labialfalte
  - äußerer Gehörgang
  - Axilla
  - Warzenhof
  - Mons pubis
  - Labium majus
  - Leiste
  - Anusumgebung
  - Damm

Haut 10
- Quergestreifte Muskulatur
  - Kopf
    (M. frontalis, M. temporoparietalis, M. occipitalis)
  - Stirn
    (M. frontalis, M. orbicularis oculi, M. corrugator und depressor supercilii)
  - Augenlid
    (M. orbicularis oculi)
  - Gesicht
    (mimische Muskulatur)
  - Lippe
    (M. orbicularis oris)
  - Außenohr
    (rudimentäre Ohrmuskeln)
  - Hals (Platysma)
  - Axilla
    (Langer' muskulärer Achselbogen = muskuläre Verbindung zwischen M. pectoralis major und M. latissimus dorsi)

Haut 11

Glatte Muskulatur
- Musculi arrectores pilorum
- Brustwarze
- Warzenhof
- Vagina
- Labium majus
- Penis
- Scrotum (Tunica dartos)

Haut 12

Keine Musculi arrectores pilorum
- Augenwimpern
- Augenbrauen
- Haare im Vestibulum nasi
- Haare im Gehörgangseingang
- Gesichtshaut (Ausnahme: Barthaare)

Haut 13

Strukturen in der Umgebung

- fettarme oder fettfreie Subcutis — (s. S. 153)
- fettreiche Subcutis — (s. S. 153)
- hyaliner Knorpel
  - Nasenspitze
  - Nasenflügel
- elastischer Knorpel — Außenohr (Ausnahme: Ohrläppchen)
- Corpora cavernosa — Penis
- Gefäßreichtum — Lippenrot
- Glomera cutanea (Hoyer-Grosser' Organe) im Stratum reticulare
  - Fingerbeere
  - Streckseite der Finger
  - Zehenbeere
  - Streckseite der Zehen
  - Nagelbett
  - Nagelfalz
- Drüsen
  - apokrine Schweißdrüsen (s. S. 154)
  - Milchdrüse
  - freie Talgdrüsen (s. S. 153)
  - Glandulae labiales
- Schweißdrüsen fehlen — (s. S. 154)
- bestimmte sensible Rezeptoren
  - Genitalnervenkörperchen
  - Vater-Paccini' Körperchen
- quergestreifte Muskulatur — (s. S. 154)
- Sehnen
  - Kopfhaut (Galea aponeurotica)
  - Oberlid (Sehne des M. levator palpebrae superioris)
  - Axilla (Langer' sehniger Achselbogen = sehnige Verbindung zwischen M. pectoralis major und M. latissimus dorsi)
- Haut auf beiden Präparatseiten
  - Nasenflügel
  - Außenohr
  - Mamille
  - Fingerbeere
  - Zehenbeere
  - Labien
- Übergang von Haut in Schleimhaut
  - Augenlid
  - Nase
  - Lippe
  - Anus

Haut 14 Hautfarbe

- Melanin
  Menge, Farbe: gelb bis dunkelbraun, Verteilung

- Carotingehalt
  übermäßiger Karottengenuß bei Kleinkindern

- Gehalt an paraplasmatischen Substanzen
  exogen: Tätowierung, endogen: Ikterus, Xanthom

- Füllungszustand der Koriumgefäße

- Blutveränderungen
  - Anaemie
  - reduziertes Hämoglobin (Zyanose)
  - CO-Vergiftung

- Höhe der Bindegewebspapillen

- Dicke der Hornschicht, Gefäßdichte
  (Lippenrot)

Differentialdiagnose

Unter Differentialdiagnose versteht man in der Klinik die Unterscheidung von Krankheitsbildern mit ähnlicher Symptomatik, um durch abgrenzende Gegenüberstellung zu einer eindeutigen Feststellung der vorliegenden Erkrankung (= Diagnose) zu gelangen.

Eine früher häufig praktizierte Art, eine Erkrankung zu diagnostizieren, war die Diagnose ex juvantibus remediis, d. h. auf Grund der Wirkung oder Unwirksamkeit verordneter Mittel, die richtige Diagnose zu stellen bzw. Krankheiten auszuschließen. Eine derartige Methode kann weder wissenschaftlich noch aus ethischen Gründen empfehlenswert sein. Sie eignet sich auch nicht dazu, normale oder pathologisch veränderte histologische Präparate zu diagnostizieren.

Ist man auf Grund mangelnder Erfahrung nicht sofort in der Lage einen histologischen Schnitt zu diagnostizieren, so kann man sich einer anderen, auch in der Klinik praktizierten Art der Diagnosestellung bedienen, der Diagnose per exclusionem. Das bedeutet, daß alle Diagnosen, die nicht in Frage kommen, ausgeschlossen werden. Man geht dabei nach einem strengen Schema vor, das wir nachfolgend als Checkliste zusammengefaßt haben. In die anzustellenden Überlegungen sind auch mögliche Artefaktbildungen, die durch eine fehlerhafte Präparatentnahme oder durch eine nicht optimale Präparation bedingt sein können, vor allen Dingen jedoch die Ergebnisse der färberischen Kontrastierung (siehe Kapitel „Präparationsmethoden") mit einzubeziehen.

Die wichtigsten Erwägungen, die bei der Diagnose angestellt werden müssen, sind in den folgenden Tabellen zusammengestellt.

Eine richtige Diagnose kann jedoch immer nur gestellt werden, wenn gewisse Kenntnisse der Histologie und mikroskopischen Anatomie sowie räumliche Vorstellungen über den Aufbau der Organe vorhanden sind.

Ckeckliste (mit Beispielen)

1. Makroskopische Betrachtung des Präparates

- typische Form — Kleinhirn mit zahlreichen Furchen und Windungen
- typische Größe — Hypophyse, Oesophagus
- gefärbt oder ungefärbt — ungefärbte, eingedeckte Schnittpräparate oder isolierte Zellen sind hyalin durchscheinend, Knochenschliffpräparate erscheinen weißlich
- Lumen — Präparate, auf denen ein abgegrenztes Lumen zu sehen ist, sind fast immer quer geschnitten

2. Lupenbetrachtung des Präparates

- **eine** freie Oberfläche — Haut, Schleimhaut, Organkapsel
- mehrere freie Oberflächen — Außenohr, Augenlid, Lippe (s. S. 163)
- nur Schnittkanten — Präparat aus einer Organmitte oder zurechtgeschnittenes Häutchen- oder Totalpräparat
- Lumen sternförmig — Oesophagus
- Lumen nicht sternförmig — Trachea

3. Mikroskopische Betrachtung bei schwächster Vergrößerung (Objektiv 2,5–10fach)

- homogenes Präparat — Ausschnitt aus einem Organ
- nicht homogenes Präparat — isolierte Zellen, Curettage- oder Saugbiopsiematerial, Ausstriche (Blut, Punktat, Abstriche), Chorionzotten
- Färbung — Routinefärbung (H.-E.)
  Bindegewebsfärbung (Azan, Goldner, H.v.G.)
  Spezialfärbung (Luxolblau-Kresylviolett)
  monochromatische Färbung (nur ein Farbton)
  Versilberung (Gomori-Silber)
- Diagnose der freien Oberfläche — in der H.-E.-Färbung erscheint eine aus mehrschichtigem Epithel bestehende freie Oberfläche basophil (große Zahl von Zellkernen), eine bindegewebige Oberfläche acidophil
- typische Merkmale — Knorpel im Zentrum (Trachea, Außenohr)
  wabiges Aussehen (Lunge)
- Schichtenbau — Magen-Darm-Kanal, ableitende Harnwege
- Lymphzellansammlungen — in der H.-E.-Färbung stark basophil (wenig Zytoplasma, überwiegend Kerne)

4. Mikroskopische Betrachtung bei mittlerer Vergrößerung (Objektiv 16–25-fach)

- ——— Diagnose der Färbung
- ——— Diagnose ob Einzelzellen, Gewebe oder Organ
- ——— Diagnose der freien Oberfläche (n) (Epithel oder Bindegewebe)
- nur Schnittflächen aber keine freien Oberflächen ——— sind Bindegewebssepten oder Trabekel vorhanden, bedeutet dies, daß eine bindegewebige Oberfläche vorhanden, aber im Schnitt nicht getroffen ist
- Schichtenbau ——— Diagnose der Schichten und Festlegung der Schnittrichtung

  Ringmuskulatur längs getroffen = Querschnitt
  Längsmuskulatur längs getroffen = Längsschnitt
  Ringmuskulatur quer getroffen = Längsschnitt
  Längsmuskulatur quer getroffen = Querschnitt

- kein Schichtenbau ——— Gewebsdiagnose
- organspezifische Besonderheiten ——— Glomeruli, Haaranschnitte, starke Verhornung, Lymphfollikel
- Umgebung ——— Fettgewebe um Lymphknoten, Drüsen um Tonsillen
- ——— Diagnose des Präparates

5. Mikroskopische Betrachtung bei starker Vergrößerung (Objektiv 40–63-fach)

- ——— Bestätigung der Diagnose oder Korrektur
- ——— Erweiterung der Diagnose aktive oder inaktive Schilddrüse

6. Erneute mikroskopische Betrachtung bei mittlerer oder schwacher Vergrößerung

- überwiegen bestimmte Organteile — bei den gemischten Mundspeicheldrüsen: überwiegen des serösen (Gl. submandibularis) oder mukösen Anteils (Gl. sublinguales)
- sind mehrere Organabschnitte getroffen — Vorderlappen, Zwischenlappen, Hinterlappen der Hypophyse
- Bestimmung von Besonderheiten, die für die Organdiagnose wichtig sind — Plicae circulares, Zottengrößen, Lymphfollikelaggregate beim Dünndarm
- Bestimmung von Besonderheiten, die für die Pathologie wichtig sind — infiltratives Wachstum, entzündliche Reaktion, hyaline Entartung
- Einengung der Diagnose — Haare zum Lippenrot gerichtet: Oberlippe, Haare vom Lippenrot weggerichtet: Unterlippe

7. Erneute mikroskopische Betrachtung bei starker Vergrößerung

- Einengung der Diagnose — Zyklusphase der Uterusschleimhaut

8. Betrachtung bei Ölimmersion (Objekt 63–100-fach)

- bei Zell- oder Abstrichpräparaten — Diagnose bzw. Differenzierung der Zellarten
- Kernmorphologie — Diagnose der Kernmorphologie (s. S. 9)

Diagnose

Präparat sofort oder nach Beachtung der „Checkliste" diagnostiziert
- Erhärtung der Diagnose
- Erweiterung der Diagnose
  - Funktionszustand
  - normale Kernform oder Dyskaryose (s. S. 9)
  - auffallende Besonderheiten (Bakterien, Pigmente, Lymphozyteninfiltrate etc.)

Präparat nicht diagnostiziert — Diagnose per exclusionem — Beispiel ▶

▶ Präparat nicht homogen — Organanschnitt (Leber, Niere etc.) kann ausgeschlossen werden

von Epithel begrenzte rundliche Gebilde — Einzelzellen können ausgeschlossen werden, daher Diagnose: Zottenanschnitte

Epithel einschichtig — Chorionzotten aus junger Plazenta können ausgeschlossen werden

Zellgrenzen sichtbar — Chorionzotten können generell ausgeschlossen werden

Epithel teils flach kubisch, teils prismatisch mit Flimmerepithelzellen ohne Becherzellen — Darmzottenquerschnitte können ausgeschlossen werden

untergelagertes Bindegewebe enthält glatte Muskelzellbündel — Plexus chorioideus kann ausgeschlossen werden

Es bleibt übrig: Schnitt durch die Fimbriae tubae (Tubenfransen) Erhärtung der Diagnose: eine Seite von Serosa, eine Seite von Tubenepithel überzogen

Differentialdiagnose von Gebilden, bei denen mehrere Oberflächen angeschnitten sind

Augenlid

- außen — schwach verhornte dünne äußere Haut; lockere, fettfreie oder fettarme Subcutis
- Zentrum — quergestreifte Muskulatur (Pars palpebralis des M. orbicularis oculi); derbes kollagenes Bindegewebe (Tarsus), das freie Talgdrüsen (Glandulae tarsales: Meibom' Drüsen) umschließt; evtl. glatte Muskulatur (M. tarsalis superior bzw. inferior)
- Verbindungszone — Lidrand mit Wimpernhaaren ohne Mm. arrectores pilorum, Glandulae ciliares (Moll' und Zeiss' Drüsen)
- innen — zunächst unverhorntes mehrschichtiges Plattenepithel, später in ein mehrschichtiges hochprismatisches Epithel mit einzelligen endoepithelialen Drüsen übergehend

Ohrmuschel

- außen — äußere Haut mit Anhangsgebilden ohne Besonderheiten
- Zentrum — elastischer Knorpel
- Verbindungszone — ohne Besonderheiten
- innen — wie außen

Ohrläppchen

- außen — äußere Haut mit Lanugobehaarung und wenigen Schweißdrüsen
- Zentrum — fettreiche Subcutis mit Blutgefäßen und markreichen Nerven
- Verbindungszone — ohne Besonderheiten
- außen — wie oben beschrieben

Differentialdiagnose von Gebilden, bei denen mehrere Oberflächen angeschnitten sind (Fortsetzung)

Wange

- innen — Mucosa aus hohem, unverhorntem, mehrschichtigem Plattenepithel, Glandulae buccales (gemischte Drüsen) mit Lamina propria und Tela submucosa
- Zentrum — quergestreifte Muskulatur (M. buccinator, M. orbicularis oris)
- Verbindungszone — Lippe
- außen — äußere Haut mit fettreicher Subcutis

Weicher Gaumen (Velum palatinum)

- oral — hohes, unverhorntes, mehrschichtiges Plattenepithel, Glandulae palatinae (mukös)
- Zentrum — quergestreifte Muskulatur
- Verbindungszone — wie orale Schleimhaut
- nasal — unverhorntes, mehrschichtiges Plattenepithel in respiratorisches Epithel übergehend, gemischte Glandulae pharyngeae

Uvula

- pharyngeal — unverhorntes, mehrschichtiges Plattenepithel in mehrreihiges Flimmerepithel übergehend
- Zentrum — M. uvulae, pharyngeal evtl. seromuköse Glandulae pharyngeae, oral evtl. muköse Glandulae palatinae
- Verbindungszone — ohne Besonderheiten
- oral — unverhorntes, mehrschichtiges Plattenepithel

Abb. 220–222

Differentialdiagnose von Gebilden, bei denen mehrere Oberflächen angeschnitten sind (Fortsetzung)

Nasenflügel

- außen — äußere Haut mit Anhangsgebilden, quergestreifte Muskulatur (mimische Muskulatur)
- Zentrum — hyaliner Knorpel
- Verbindungszone — ohne Besonderheiten
- innen — zunächst verhorntes, dann unverhorntes mehrschichtiges Plattenepithel, Talgdrüsen, Schweißdrüsen (Glandulae vestibulares nasi) und Haare (Vibrissae); dann Übergang zu mehrreihigem Flimmerepithel, seromuköse Drüsen (Glandulae nasales)

Nasenseptum

- außen — mehrreihiges Flimmerepithel mit Becherzellen und vereinzelten mehrzelligen, endoepithelialen, mukösen Drüsen; Glandulae olfactoriae (überwiegend gemischt)
- Zentrum
  - im Bereich des knorpeligen Septums — hyaliner Knorpel (Cartilago septi nasi und Cartilago vomeronasalis)
  - im Bereich des knöchernen Septums — Knochen (Vomer und Lamina perpendicularis ossis ethmoidalis)
- Verbindungszone
  - äußere Haut im Bereich des knorpeligen Septums
  - keine im Bereich des knöchernen Septums
- außen — wie oben beschrieben

Lippe

- außen — äußere Haut mit Anhangsgebilden
- Zentrum — M. orbicularis oris; zur Innenseite gelegen seromuköse Glandulae labiales
- Verbindungszone — Lippenrot
  schwach verhorntes mehrschichtiges Plattenepithel ohne Haare und ohne Schweißdrüsen, gelegentlich freie Talgdrüsen; hohe Bindegewebspapillen
- innen — unverhorntes mehrschichtiges Plattenepithel

Differentialdiagnose von Gebilden, bei denen mehrere Oberflächen angeschnitten sind (Fortsetzung)

Zunge

- oben — mehrschichtiges Plattenepithel mit Papillen (Papillae filiformes und fungiformes)
- Zentrum — quergestreifte Muskulatur (vertikal, transversal und longitudinal angeordnet, unten gemischte Glandulae linguales anteriores)
- Seite — mehrschichtiges Plattenepithel mit Papillae foliatae
- Verbindungszone — ohne Besonderheiten
- unten — dünnes, unverhorntes, mehrschichtiges Plattenepithel mit fettgewebshaltiger Submucosa

Epiglottis

- lingual — Übergang vom mehrreihigen Flimmerepithel zum unverhornten mehrschichtigen Plattenepithel
- Zentrum — hyaliner Knorpel, der auf der laryngealen Seite Einbuchtungen aufweist, hier meist seromuköse Drüsen
- Verbindungszone — ohne Besonderheiten
- laryngeal — zunächst mehrschichtiges Plattenepithel, zur Basis hin mehrreihiges Flimmerepithel

Plica ventricularis (Kehlkopf)

- vestibulär — mehrreihiges Zylinderepithel mit Flimmerepithelzellen; Lymphfollikel, mukoseröse Drüsen (Glandulae laryngeae)
- Zentrum — lockeres Bindegewebe, Drüsenendstücke, muskelfaserfrei
- Verbindungszone — ohne Besonderheiten
- ventrikulär — wie vestibulär

Abb. 228–229

Differentialdiagnose von Gebilden, bei denen mehrere Oberflächen angeschnitten sind (Fortsetzung)

Stimmband (Plica vocalis)

- ventriculär — unverhorntes mehrschichtiges Plattenepithel
- Zentrum — Ligamentum vocale und M. vocalis
- Verbindungszone — ohne Besonderheiten
- unten — unverhorntes mehrschichtiges Plattenepithel mit Übergang zum mehrreihigen Flimmerepithel

Brustwarze

- außen — haarlose, dünne äußere Haut mit pigmentiertem Stratum basale und freien Talgdrüsen; Meißner' und Vater-Paccini' Körperchen
- Papillenspitze — Mündung der Ausführungsgänge (Ductus excretorii) mit Wandrung aus mehrschichtigem, verhorntem Plattenepithel
- Zentrum — straffes Bindegewebe mit zahlreichen glatten Muskelzellbündeln und elastischen Netzen; eingelagert Sinus lactiferi (Erweiterung der Ductus lactiferi) mit einschichtigem zylindrischem Epithel
- Verbindungszone — ohne Besonderheiten
- außen — wie oben beschrieben

Portio vaginalis uteri

- außen — unverhorntes mehrschichtiges Plattenepithel, schwach verzapft
- Zentrum — zellarmes Stroma, glatte Muskelzellen
- Verbindungszone — evtl. Ovula Nabothi
- innen — einschichtiges, hochprismatisches Epithel der stark verzweigten Cervixdrüsen, gelegentlich Kinozilien

Abb. 230–231

Differentialdiagnose von Gebilden, bei denen mehrere Oberflächen angeschnitten sind (Fortsetzung)

Labium majus

- außen — pigmentierte äußere Haut mit Anhangsgebilden und apokrinen Schweißdrüsen
- Zentrum — fettreiches Bindegewebe, glatte Muskelzellen
- Verbindungszone — ohne Besonderheiten
- innen — schwach verhorntes, pigmentiertes mehrschichtiges Plattenepithel mit freien Talgdrüsen, ohne Haare

Labium minus

- außen — schwach verhorntes, pigmentiertes mehrschichtiges Plattenepithel
- Zentrum — fettfreies derbes Bindegewebe mit zahlreichen sensiblen Nervenendigungen
- Verbindungszone — ohne Besonderheiten
- innen — unverhorntes, pigmentiertes mehrschichtiges Plattenepithel mit vereinzelten freien Talgdrüsen

Präputium penis

- außen — verhorntes mehrschichtiges Plattenepithel
- Zentrum — fettlose Subcutis, sensible Nervenendigungen
- Verbindungszone — ohne Besonderheiten
- innen — unverhorntes mehrschichtiges Plattenepithel vereinzelte freie Talgdrüsen, keine Schweißdrüsen

Histologische Technik

Die meisten lichtmikroskopischen Untersuchungen werden heute an fixierten und gefärbten Schnittpräparaten (durchschnittliche Schnittdicke: 5 – 10µm) durchgeführt.

Um ein Präparat analysieren zu können, ist es notwendig, die durch die einzelnen Präparationsschritte induzierten Artefakte sowie die Resultate der Routinefärbungen zu kennen.

Es kann nicht Aufgabe dieses Tabellenwerkes sein, zugleich eine Auflistung aller bekannten Fixierungs-, Bearbeitungs- und Färbemethoden und der zu erwartenden Resultate zu geben.

Einige routinemäßig angewandte Methoden sollen jedoch beschrieben werden, die bei genauer Befolgung der Präparationsvorschriften optimale Ergebnisse liefern können und die es dem Untersucher ermöglichen, nahezu alle Diagnosen sowohl in der normalen als auch in der Pathohistologie zu stellen.

Die in den Präparations- und Färbevorschriften angegebenen Reagenzien sind in einem Produktverzeichnis (s. S. 192) mit Bestellnummern und Bezugsanschriften aufgeführt.

Routinepräparationsmethoden

LICHTMIKROSKOPIE	RASTERELEKTRONEN-MIKROSKOPIE	TRANSMISSIONSELEK-TRONENMIKROSKOPIE
Präparatentnahme	Präparatentnahme	Präparatentnahme
↓	↓	↓
Fixierung	Fixierung	Fixierung
↓	↓	↓
Auswaschen des Fixierungsmittels	Auswaschen des Fixierungsmittels	Auswaschen des Fixierungsmittels
↓	↓	↓
Aufsteigende Alkoholreihe	Gegebenenfalls Nachfixierung	Gegebenenfalls Nachfixierung
↓	↓	↓
Intermedien	Auswaschen des Fixierungsmittels	Auswaschen des Fixierungsmittels
↓	↓	↓
Einbettung in Paraffin oder Celloidin	Aufsteigende Alkohol- oder Acetonreihe	Aufsteigende Alkohol- oder Acetonreihe
↓	↓	↓
Aufblocken	Gegebenenfalls Intermedien	Kunststoffeinbettung
↓	↓	↓
Schneiden	Critical-point-Trocknung	Trimmen des Blockes
↓	↓	↓
Aufziehen auf Objektträger	Präparatmontage mit Leitsilber auf Objektträger	Schneiden
↓	↓	↓
Xylol	Herstellen der Leitfähigkeit durch Kathodenzerstäubung mit Gold oder Goldpalladium	Auf Trägernetzchen aufziehen
↓		↓
Absteigende Alkoholreihe		Kontrastieren
↓		
Färben		
↓		
Aufsteigende Alkoholreihe		
↓		
Xylol		
↓		
Eindecken		

Fixierung mit gepufferter Formaldehydlösung für die Lichtmikroskopie

37%ige Formaldehydlösung (säurefrei)	100,0 ml
Aqua demineralisata	900,0 ml

zur Pufferung (pH 7,0) werden zugegeben:

Natriumdihydrogenphosphat-2-hydrat	4,0 g
di-Natriumhydrogenphosphat-2-hydrat	6,5 g

Fixierungsdauer: 24 Stunden oder mehr, je nach Präparatgröße
Fixierungstemperatur: +4°C oder Raumtemperatur
    Zur Schnellschnittdiagnostik kann in kochendem Formalin fixiert werden.

Fixierung mit Glutardialdehyd für die Licht- und Elektronenmikroskopie

25%iger Glutardialdehyd   100,0 ml   mit
0,1 M Phosphatpuffer (pH 7,42) auf gewünschte Konzentration (zwischen 1% und 6,25%) verdünnen.

Fixierungsdauer: Bei kleinen Proben für die Elektronenmikroskopie ca. 15 Stunden. Sonst, je nach Präparatgröße 24 Stunden und mehr

Fixierungstemperatur: Für die Elektronenmikroskopie + 4°C, für die Lichtmikroskopie +4°C oder Raumtemperatur

Fixierung mit Osmium (VIII)-oxid für die Elektronenmikroskopie

Osmium (VIII)-oxid-Kristalle	1,0 g
Aqua bidest.	100,0 ml für eine 1%ige
	50,0 ml für eine 2%ige Lösung
oder	
2%ige Osmium (VIII)-oxid-Lösung	25,0 ml
0,1 N HCl	11,0 ml
8,5% Na Cl	3,6 ml
0,1 M Pufferlösung (pH 7,2)	10,0 ml

Fixierungsdauer: 4 Stunden

Fixierungstemperatur: + 4°C

Gemisch nach Carnoy zur Fixierung für die Lichtmikroskopie

Absoluter Alkohol 60,0 ml
Chloroform 30,0 ml
Konzentrierte
Essigsäure 10,0 ml

Fixierungstemperatur: Raumtemperatur

Fixierungsdauer: Proben mit einer Kantenlänge von 1 − 2 mm ca. 1 Stunde, mit einer Kantenlänge von 3 − 5 mm ca. 3 − 4 Stunden. Bei zu langer Fixierung härtet das Material überdurchschnittlich.

Gemisch nach Bouin zur Fixierung für die Lichtmikroskopie

Gesättigte, wäßrige Pikrinsäurelösung 15,0 ml
Formalin 5,0 ml
Eisessig 1,0 ml

Fixierungstemperatur: Raumtemperatur

Fixierungsdauer: Proben mit einer Kantenlänge von 3 − 5 mm ca. 24 Stunden, mit einer Kantenlänge von 8 − 12 mm ca. 36 Stunden. Danach gründliches Ausspülen in 70%igem Alkohol unter Zusatz von 1 Tropfen Ammoniak auf 100 ml Alkohol.

Übersichts- und Routinefärbung
Hämatoxylin-Eosin-Färbung

Fixierung: beliebig

Färbelösungen: 1. Hämatoxylinlösung nach Mayer (saures Hämalaun): 1 g Hämatoxylin in 1000 ml Aqua dest. unter Zusatz von 0,2 g Natriumjodat und 50 g Kaliumaluminiumsulfat (schütteln) − 50 g Chloralhydrat und 1 g Citronensäure zugeben.
2. Alkoholische Eosinlösung: 1 g Eosin gelblich auf 100 ml 70%igen Alkohol im Wasserbad lösen. (Durch Zufügen von einigen Tropfen Eisessig kann die Färbekraft verstärkt werden)

Präparationsschritte: Xylol → absteigende Alkoholreihe → Aqua dest. → 10 Min. in Hämalaunlösung → in Leitungswasser abspülen → 10 − 15 Min. in Leitungswasser (fließend oder 2 x gewechselt) bläuen → 30 − 60 Sek. in Eosinlösung → in 70%igem Alkohol differenzieren → 96%iger Alkohol → 100%iger Alkohol (2 x gewechselt) → Xylol → eindecken in Entellan®.

Ergebnis: Zellkerne blau, grampositive Bakterien blau, junge Knorpelgrundsubstanz rosa, alte Knorpelgrundsubstanz blau-violett, Kalk schwarz-blau, Cytoplasma, kollagene Fasern, elastische Netze, Erythrozyten, eosinophile Granula und Dotter rosa bis rot. Eine Differenzierung zwischen kollagenen Fasern und elastischer Substanz ist auf Grund der geringen Farbabstufung nicht möglich.

Bemerkungen: Die angegebenen Zeiten gelten nur für aufgezogene Paraffinschnitte. Bei Färbung von flotierenden Schnitten verkürzen sich die Färbezeiten etwa um zweidrittel bis einhalb.

Bindegewebsfärbung
Resorcin-Fuchsin – Hämatoxylin-van Gieson-Färbung

Fixierung: Formalin oder Fixierungsgemische.

Farbstofflösungen: Eisenhämatoxylin nach Weigert:
Lösung A = 1 g Hämatoxylin in 100 ml abs. Alkohol
Lösung B = 40 ml Liquor ferri sesquichlorati, 95 ml Aqua dest. und 1 ml Acidum hydrochloricum.
Vor Gebrauch 1 Teil Lösung A und 1 Teil Lösung B mischen.

van Gieson Gemisch:
1,0 ml 1%ige wässerige Säurefuchsinlösung in 100 ml gesättigter wässeriger Pikrinsäurelösung.
Resorcin-Fuchsin-Lösung:
2 g Fuchsin basisch und 4,0 g Resorcin in 200 ml Aqua dest. 2 – 3 Min. kochen, 25 ml 10%ige Eisenchloridlösung, nochmals 2 – 5 Min. kochen – erkalten lassen – filtrieren – Filtrat verwerfen – Filter trocknen und mit Niederschlag in 200 ml 96%igem Alkohol kochen – nach Erkalten filtrieren – Menge mit 96%igem Alkohol auf 200 ml auffüllen und 2,0 ml 25%ige HCl zufügen.

Präparationsschritte: Xylol → absteigende Alkoholreihe bis zum 80%igen Alkohol → 10 – 20 Min. Resorcin-Fuchsin → in Leitungswasser spülen → in 96%igem Alkohol differenzieren → spülen → 1 – 3 Min. Eisenhämatoxylin → in Leitungswasser spülen → einige Sekunden in Salzsäure-Alkohol differenzieren → 10 – 15 Min. in fließendem Leitungswasser bläuen → 30 – 60 Sek. in van Gieson-Gemisch → in 70%igem Alkohol waschen → aufsteigende Alkoholreihe → Xylol → in Entellan® eindecken.

Ergebnis: Je nach Fixierung Kerne braun bis schwarz, kollagene Fasern rot, elastische Netze dunkelviolett bis schwarz, Cytoplasma und Sarkoplasma gelb bis oliv, Neuroglia gelblich, Erythrozyten gelb bis oliv.

Bindegewebsfärbung
Azan-Färbung nach Heidenhain

Fixierung: am besten sublimathaltige Gemische, aber auch Formol.

Farbstofflösungen: Azokarmin-Lösung: 0,1 g Azokarmin G in 100 ml Aqua dest., kurz aufkochen, nach Erkalten filtrieren. Auf 100 ml Lösung 1,0 ml Eisessig–
Anilinblau-Orange G-Lösung: 0,5 g wasserlösliches Anilinblau in 100 ml Aqua dest., nach Zusatz von 8 ml Eisessig aufkochen, erkalten lassen und filtrieren. Zur Färbung ist diese Stammlösung mit der doppelten Menge Aqua dest. zu mischen.

Präparationsschritte: Xylol → 15 Min. Anilinöl-Alkohol (1 ml Anilinöl auf 1000 ml 90%igen Alkohol) → in Aqua dest. spülen → 50 – 60 Min. Azokarmin bei 56 – 60°C im Thermostaten → 5 – 10 Min. bei Raumtemperatur abkühlen → in Anilinöl–Alkohol (s. o.) differenzieren → kurz in essigsaurem Alkohol waschen (1ml Eisessig auf 100 ml 96%igen Alkohol) → 1 – 3 Std. in 5%ige wässerige Phosphorwolframsäurelösung → in Aqua dest. abspülen → 1 – 3 Std. in Anilinblau-Orange G-Lösung → in Aqua dest. kurz spülen → differenzieren in 96%igem Alkohol → abs. Alkohol → Xylol → Entellan®.

Ergebnis: Kerne rot, kollagene Fasern und retikuläre Fasern kräftig blau, elastische Netze und Membranen hellblau. Ein Differenzieren zwischen elastischer Substanz und kollagenen Fasern ist meist auf Grund der geringen Farbunterschiede nicht möglich. Zytoplasma rot-orange, Erythrozyten rot-orange, Glia rot, Schleim hellblau, Sekretgranula blau oder rot, Kolloid und Prostatasteine rot und blau.

Bindegewebsfärbung
Masson-Trichrom in der Modifikation nach Goldner (sog. Goldnerfärbung)

Fixierung: Bouin oder Formalin.

Farbstofflösungen:
1. Eisenhämatoxylin nach Weigert:
Lösung A = 1,0 g Hämatoxylin in 100,0 ml abs. Alkohol
Lösung B = 40,0 ml Liquor ferri sesquichlorati, 95,0 ml Aqua dest. und 1,0 ml Acidum hydrochloricum; vor Gebrauch 1 Teil Lösung A und 1 Teil Lösung B mischen
2. 0,5 g Azophloxin in 100,0 ml Aqua dest. lösen, 0,2 ml Eisessig zufügen.
3. 3,0 – 5,0 g Phosphormolybdänsäure, 2,0 g Orange G in 100,0 ml Aqua dest.
4. 0,1 – 0,2 g Lichtgrün in 100,0 ml 0,2 %iger Essigsäure.

Präparationsschritte: Xylol → absteigende Alkoholreihe → Aqua dest. → 1 – 2 Min. Eisenhämatoxylin nach Weigert → 10 Min. Leitungswasser → 3 – 4 Min. Azophloxin-Lösung → in 1%iger Essigsäure spülen → bis zur Entfärbung des Bindegewebes in Phosphormolybdänsäure – Orange G-Lösung → in 1%iger Essigsäure spülen → 30 Sek. bis 4 Min. Lichtgrün-Lösung → in 1%iger Essigsäure spülen → 3 x abs. Alkohol → Xylol → eindecken in Entellan®.

Ergebnis: Kerne braun-schwarz, Zytoplasma und Sarkoplasma orange bis rot, Erythrozyten rot bis orange, Schleim hellgrün, Kolloid rot oder grün, kollagene Fasern kräftig grün, elastisches Material heller grün (auf Grund der geringen Farbunterschiede zwischen kollagenem und elastischem Material ist eine Differenzierung zwischen beiden Interzellularsubstanzanteilen meist nicht möglich).

Fettfärbung
Sudanrot 7 B-Hämalaunfärbung

Fixierung:	in alkoholfreien Fixierungsmitteln.
Färbelösungen:	1. 0,5 g Sudanrot 7 B in 32,5 g erwärmtem Äthanol lösen und 17,5 g Aqua dest. zufügen (vor Gebrauch filtrieren). 2. Saure Hämalaunlösung nach Mayer: 1 g Hämatoxylin in 1000 ml Aqua dest. lösen, 0,2 g Natriumjodat und 50 g Kaliumaluminiumsulfat zusetzen – schütteln – 50 g Chloralhydrat und 1 g Citronensäure zufügen.
Präparationsschritte:	Gefrierschnitte oder Gelatineschnitte → 5 Minuten in 50%igen Alkohol bringen → 10 – 20 Minuten in Sudanrotlösung färben → in 50%igem Alkohol so lange spülen, bis keine Farbwolken mehr entstehen → in Aqua dest. spülen → Hämalaunfärbung nach Mayer (s. S. 173) → in Aqua dest. spülen → eindecken in Karion F® oder Kaisers-Glyzerin-Gelatine.
Ergebnis:	Kerne blau, Lipide leuchtend-rot.

Nachweis saurer Mucopolysaccharide bzw. Disulfidgruppen
Astrablau-Kernechtrot

Fixierung:	Formalin.
Färbelösung:	1. Astrablau: 1 g Astrablau in 100 ml 1 Vol%iger Essigsäure (= 1 ml Eisessig in 99 ml Aqua dest. lösen) oder Ansatz nach Goslar (1958) zur Darstellung von Disulfidgruppen 2. Kernechtrot: 0,1 g Kernechtrot in 100 ml 5%iger wässeriger Aluminiumsulfatlösung lösen.
Präparationsschritte:	Entparaffinieren in Xylol → absteigende Alkoholreihe → Aqua dest. → 5 – 10 Min. in Astrablaulösung → in 1%iger Essigsäure abspülen → in Aqua dest. spülen → 10 Min. in Kernechtrotlösung gegenfärben → in Aqua dest. spülen → aufsteigende Alkoholreihe → Xylol → eindecken in Entellan®.
Ergebnis:	Kerne rot, Cytoplasma meist ungefärbt, Mastzellgranula (Mastzellnachweis) kräftig blau, Keratin blau, saure Mucopolysaccharide blau. (Endstücke der mucösen Drüsen färben sich blau, die Endstücke der mucoiden Drüsen bleiben ungefärbt.)

Hämalaun-Glykogen-Färbung nach Best

Fixierung: Möglichst frisches Gewebe und keine reinen wässerigen Fixierungsmittel verwenden. Optimal ist das Fixierungsgemisch nach Gendre:

90%iger, mit Pikrinsäure gesättigter Alkohol 80 ml
40%iges Formol 15 ml
Eisessig 5 ml
(erst kurz vor Gebrauch ansetzen).

Stammlösung:

Carmin	2 g	Gemisch einige Minuten kochen → erkalten lassen und mit 20 ml 10%igem Ammoniak versetzen = Stammlösung.
Kaliumcarbonat	1 g	
Kaliumchlorid	5 g	
Aqua dest.	60 ml	

Färbelösung:

Filtrierte Stammlösung	2 Teile
10%iger Ammoniak	3 Teile
Methylalkohol	3 Teile

Lösung zum Differenzieren:

Methylalkohol	40 ml
Aqua dest.	100 ml
Abs. Alkohol	80 ml

Präparationsschritte: Nach Fixierung → auswaschen in 90%igem Alkohol → Einbettung in Celloidin oder Paraffin → Schnittherstellung (Aufziehen der Schnitte nicht aus Aqua dest., sondern 70%igem Alkohol) → Entparaffinierung → ca. 1 – 2 Minuten in Äther-Alkohol (1 : 1) → Einstellen in 1%ige Celloidinlösung → Härtung in 80%igem Alkohol → 10 Minuten Kernfärbung mit saurem Hämalaun → 20 Minuten in fließendem H_2O bläuen → 5 – 20 Minuten in o. a. Färbelösung färben → differenzieren in o. a. Lösung → 2 × in 80%igem Alkohol spülen → 96%iger Alkohol → absoluter Alkohol → Xylol → eindecken in Entellan®.

Ergebnis: Kerne blau, Glykogen rot (Vorsicht: nur Lyoglykogen färbt sich rot! Evtl. Perjodsäure-Schiff-Reaktion durchführen). Außer Glykogen werden auch Mucin, Mastzellgranula, Fibrin und Mucoid angefärbt.

Darstellung der Kohlenhydrate

PJS-Reaktion

Fixierung: gepuffertes Formalin (4%ig).

Färbelösung: Leukofuchsin nach Graumann (1953) = Schiff' Reagenz.

5 g Pararosanilin in 150 ml 1 N HCl unter Schütteln lösen und 850 ml einer 0,588%igen Kaliumdisulfitlösung zugeben. Nach 24 Std. mit 3 g Aktivkohle 2 Min. schütteln und 2 × filtrieren.

0,588% Kaliumsulfitlösung: 5 g Kaliumsulfit in 850 ml Aqua dest.

SO_2-Wasser: 30 ml 10%ige wässerige Kaliumdisulfit-Lösung, 30 ml 1 N HCl und 600 ml Leitungswasser.

Präparationsschritte: Xylol → absteigende Alkoholreihe → 10 Min. in eine 0,5%ige wässerige Perjodsäurelösung einstellen → 10 Min. in fließendes Leitungswasser → 2 × 2 Min. in Aqua dest. → 30 Min. Leukofuchsin (18–24 °C) → 3 × 2 Min. in SO_2-Wasser → 5 Min. in fließendes Leitungswasser → Aqua dest. → 5 – 7 Min. in Hämalaunlösung nach Mayer (s. S. 173) gegenfärben → 10 Min. fließendes Leitungswasser (zum Bläuen) → aufsteigende Alkoholreihe → Xylol → eindecken in Entellan®.

Ergebnis: Kerne: blauschwarz, Glykogen, Mucopolysaccharide, Glyko- und Mucolipide: purpurrot bis rot, Basalmembranen rot.

Bemerkungen: 24 Std. nach dem Ansatz des Leukofuchsins muß die Lösung vollkommen entfärbt sein.

Fe^{++} und Fe^{+++}-Nachweis

Turnbullblau-Kernechtrot-Färbung

Fixierung:	Neutrales Formalin, Alkohol oder Bouin.
Farbstofflösung:	Kernechtrot: 0,1 g Kernechtrot in 100 ml 5%iger wässeriger Aluminiumsulfatlösung lösen.
Präparationsschritte:	Xylol → absteigende Alkoholreihe → Aqua dest. → 1 – 24 Std. in 10%ige frisch zubereitete Ammoniumsulfidlösung → 15 – 60 Min. in 2 × gewechseltes Aqua dest. → 10 – 20 Min. in eine frisch zubereitete Mischung aus 20%iger Ferricyankalilösung und 1%iger HCl (1 : 1) → 2 × Aqua dest. → 10 – 15 Min. Kernechtrot → 2 × Aqua dest. → aufsteigende Alkoholreihe → Xylol → Entellan®.
Ergebnis:	Kerne rot, Fe^{++} und Fe^{+++} blau, Cytoplasma rosa

DNS- und RNS-Nachweis

Methylgrün-Pyronin-Färbung

Fixierung:	gepuffertes Formalin oder Carnoy-Gemisch.
Farbstofflösungen:	2%iges Pyronin GS in H_2O 2%iges Methylgrün in H_2O
Gebrauchslösung:	25,0 ml Pyronin GS 15,0 ml Methylgrünlösung und 60,0 ml Aqua dem. oder Aqua dest.
Präparationsschritte:	Absteigende Alkoholreihe → Aqua dest. → 5 Minuten in Pyronin – Methylgrünlösung färben → Schnitte zwischen Filterpapier trocknen → 2 x 5 Minuten in Butanol → Xylol → in Entellan® eindecken.
Ergebnis:	DNS blaugrün, RNS rot.
Bemerkungen:	Nur methylviolettfreies Methylgrün verwenden. Bei methylvioletthaltigem Methylgrün Verunreinigungen entfernen (Präparationsvorschrift bei ARNOLD, 1968). Methylgrün dient auch zur Darstellung von Gonokokken und Pilzen.

Folienmethode (Sangodiff®), zur Färbung von Blut-, Knochenmark-, Sperma-, Liquor- und Harnsedimentausstrichen

Ausstrich anfertigen → lufttrocknen → 10 Min. in Methanol (100%) fixieren → lufttrocknen → 1 Tropfen Pufferlösung in die Mitte des Ausstrichs geben (Tropfflasche dabei senkrecht halten) → Färbefolie (Aufdruck „Merck" von oben lesbar) mit dem nicht bedruckten Ende an der markierten Seite des Objektträgers auflegen → mit Zeigefingerkuppe festhalten und abrollend aufbringen (nicht andrücken!) → bei Blutausstrichen 10 Min., bei allen anderen Ausstrichen 30 Min. warten → mikroskopieren → zur Archivierung Färbefolie abnehmen → Ausstrich kurz in Pufferlösung (pH 7,2) spülen → lufttrocknen → evtl. in Entellan® unter Deckglas oder Merckoglas® ohne Deckglas eindecken.

Ergebnis: Blut- und Knochenmarkausstriche: wie bei Blutfärbung nach Pappenheim; Spermaausstriche: Untergrund blaßviolett, Spermienschwänze als feine Linien dargestellt, Spermienköpfe kräftig violett mit aufgehelltem vorderen Kopfdrittel;
sonstige Ausstriche: ähnlich der H.-E.-Färbung (s.d.).

Blutausstrichfärbung

Panoptische Färbung nach Pappenheim

Farbstofflösungen: Farblösung nach May-Grünwald: 1 g eosinsaueres Methylenblau in 100 ml Methanol lösen und 50 ml Glycerin zugeben.
Farblösung nach Giemsa: 3 g Azur(II)-Eosin und 0,8 g Azur II in 250 ml Methanol lösen und 250 ml Glycerin zugeben. Vor Gebrauch mit Aqua dest. 1 : 20 verdünnen.

Präparationsschritte: Luftgetrocknete Blutausstriche 5 Min. in May-Grünwaldlösung → 1 – 5 Min. in Aqua dest. spülen → 15 – 20 Min. in Giemsa – Lösung → 2 × 5 Min. in Aqua dest. → Unterseite der Objektträger mit Zellstoff säubern → Lufttrocknung.

Ergebnis: Erythrozyten rot bis rosa, Leukozytenkerne blau-violett, Plasma der Granulozyten rosa, neutrophile Granula stark violett, Plasma der Lymphozyten hellblau bis blau, Plasma der Monozyten milchig grau-violett, Azurgranula rot, Jolly-Körper violett, basophile Tüpfelung tiefblau, Thrombozyten je nach Menge des Granulomers bzw. Hyalomers violett bis rot.

Versilberung nach Gomori zur Darstellung von Retikulinfasern

Fixierung: Formalin

Reagenzien:
1. 0,5 − 1 %ige Kaliumpermanganatlösung
2. 1 − 3 %ige Kaliummetabisulfitlösung
3. 2 %ige Eisenalaunlösung
4. ammoniakalische Silberlösung nach Gomori: auf 10,0 ml einer 10 %-igen Silbernitratlösung 5 Tropfen 40 %ige Natronlauge zugeben. Auftretenden dunkelbraunen Niederschlag durch tropfenweise Zugabe von Ammoniaklösung (spez. Gew. 0,91) so weit lösen, daß nur noch Niederschlagsspuren vorhanden sind und auf 20 ml mit Aqua dest. auffüllen.
5. Formol 1 : 9
6. 1 − 2 %ige Goldchloridlösung
7. 1 %ige Natriumthiosulfatlösung

Präparationsschritte: Xylol → absteigende Alkoholreihe → Aqua dest. → 1 − 2 Min. 0,5 %ige Kaliumpermanganatlösung → 5 Min. Leitungswasser → 1 Min. 1 − 3 %ige Kaliummetabisulfitlösung → 5 − 10 Min. Leitungswasser → 1 Min. frisch angesetzte Eisenalaunlösung → 3 − 5 Min. Leitungswasser → 2 × 2 Min. Aqua dest. → 1 Min. ammoniakalische Silberlösung → 5 − 10 Sek. Aqua dest. → 5 − 10 Min. Formol 1 : 9 → 5 Min. Leitungswasser → mindestens 10 Min. 0,1 − 2 %ige Goldchloridlösung → 2 × kurz Aqua dest. → 1 Min. 1 − 3 %ige Kaliummetabisulfitlösung − 1 Min. 1 %ige Natriumthiosulfatlösung → 5 − 10 Min. Leitungswasser → aufsteigende Alkoholreihe → Xylol → eindecken in Entellan®.

Ergebnis: Retikulinfasern tiefschwarz, kollagene Fasern grauviolett.

Luxolblau − Kresylviolett zur Darstellung von Nervenzellen und Markscheiden

Fixierung: 10 %iges Formalin

Färbelösung:
1. 0,25 g Luxolblau (Luxol-Fast Blue) in 20 ml 10 %iger Essigsäure lösen, 380 ml 96 %iges Äthanol zugeben; vor Gebrauch Lösung 1 : 4 mit 96 %igem Alkohol verdünnen (Gebrauchslösung).
2. 0,1 g Kresylechtviolett in 100 ml Aqua dest. lösen, 20 Tropfen 10 %ige Essigsäure zufügen.
Lösung vor Gebrauch filtrieren.

Präparationsschritte: Xylol → abs. Alkohol → 10 Min. 96 %igen Alkohol → 2 Std. bei 56 °C Luxolblaulösung → differenzieren in 96 %igem Alkohol → 5 − 10 Min. in 0,01 %ige Na OH-Lösung → 1 Min. Aqua dest. → 6 Min. bei 56 °C in Kresylechtviolettlösung → differenzieren in 96 %igem Alkohol → 2 × 100 %iger Alkohol → Xylol → in Entellan® eindecken.

Ergebnis: Nissl-Substanz und Kerne violett, Gliazellen blau, graue Substanz blaßgrün, Markscheiden leuchtendblau.

Granuladarstellung in den A-Zellen des Pancreas nach Hamperl

Fixierung: Formalin

Reagenzien: Formaldehydlösung 40%ig
Albumosesilberlösung 2%ig
Hydrochinonlösung: 1,0 g Hydrochinon und 5,0 g Natriumsulfat auf 100,0 ml Aqua dest.
Oxalsäurelösung 2%ig
Ammoniak
Kupferspäne oder in Streifen geschnittenes Kupferblech.
Schnitte **nicht** auf mit Eiweißglyzerin behandelte Objektträger aufkleben, sondern Objektträger mit Ruijterscher Lösung (2,0 ml Aceton und 1 Tropfen Methylbenzoat auf 8 ml Aqua dest.!)

Präparationsschritte: Schnitte entparaffinieren und mindestens für 24 Stunden in 40%iger Formaldehydlösung einstellen → in Aqua dest. spülen → 12 – 24 Stunden bei 48°C unter Lichtabschluß in 2%ige Albumosesilberlösung (pH 6,9 – 7,9) unter Zusatz von 4 g Kupferspäne/100 ml einstellen → in Aqua dest. spülen → Reduktion des Silbers 10 Minuten in Hydrochinonlösung (s.o.) → in Aqua dest. spülen → 3 Minuten in 2%ige Oxalsäurelösung → mehrmals in Aqua dest. spülen → aufsteigende Alkoholreihe → Xylol → eindecken in Entellan®.

Ergebnis: Je nach Tierart stellen sich die Granula der A-Zellen mittelbraun bis schwarz dar. Im Dünndarm werden die enterochromaffinen Zellen dunkelbraun bis schwarz tingiert.

Zytologische Färbung nach Papanicolaou

Fixierung: Abstriche ca. 15 Min. in Äther/Alkohol (95%iger Alkohol und Äther 1 : 1) fixieren.

Farbstofflösungen: 1. Hämalaun nach Harris: 1,0 g Hämatoxylin in 10,0 ml abs. Alkohol lösen. Separat 20,0 g Kaliumaluminiumsulfat in 200,0 ml Aqua dest. lösen. Beide Lösungen nach 24 Std. zusammengießen und 0,5 g Quecksilberoxid zufügen, erhitzen, abkühlen lassen und filtrieren.
2. Papanicolaou-Lösungen fertig über den Handel beziehen.

Präparationsschritte: 1 Min. 95%iger Alkohol → 1 Min. 80%iger Alkohol → 1 Min. 70%iger Alkohol → 1 Min. 50%iger Alkohol → 1 Min. Aqua dest. → 6 Min. Hämalaun nach Harris → in Leitungswasser abspülen → 1 × in 0,25%ige Salzsäure eintauchen → in Leitungswasser abspülen → 2 Min. in 1%ige wässerige Lithiumcarbonatlösung zum Bläuen → in Leitungswasser abspülen → 1 Min. 50%iger Alkohol → 1 Min. 70%iger Alkohol → 1 Min. 80%iger Alkohol → 1 Min. 95%iger Alkohol → 1 Min. in Papanicolaou-Lösung 2a (Orange G-Lösung) → 2 × in 95%igen Alkohol eintauchen → 2 Min. in Polychromlösung EA 31 oder EA 50 oder EA 65 → 2 × in 95%igem Alkohol spülen → 2 × je 1 Min. in abs. Alkohol → 2 Min. in Alkohol/Xylol 1 : 1 → 3 x Xylol → in Entellan® eindecken.

Ergebnis: Kerne dunkelviolett, Erythrozyten rot.
Zytoplasma: bei Färbung mit EA 31 grünlich
bei Färbung mit EA 50 blaugrünlich
bei Färbung mit EA 65 hellrot

Bemerkungen: EA 31 und EA 50-Lösungen für gynäkologische Abstriche, EA 65 für Bronchial-, Sputum-, Magen- oder Darmausstriche. Nach Gebrauch von Desinfektionsmitteln oder Intimsprays können die Ergebnisse verfälscht werden.

Bezugs-quelle	Artikel-Nr.	Reagenz	Packungsgröße
MERCK	14	Aceton zur Analyse	1 l; 2,5 l
MERCK	2186	Aktivkohle zur Analyse	250 g; 1 kg
MERCK	7447	Albumosesilber	5 g; 25 g
MERCK	1102	Aluminiumsulfat krist. reinst Ph Eur	1 kg; 5 kg
MERCK	5432	Ammoniaklösung min. 25 % zur Analyse	1 l; 2,5 l
MERCK	3776	Ammoniumeisen (III)-sulfat zur Analyse (Eisenalaun)	500 g; 1 kg
MERCK	5442	Ammoniumsulfidlösung zur Analyse	1 l; 2,5 l
MERCK	1261	Anilin zur Analyse	250 ml; 1 l
MERCK	1279	Anilinblau WS	50 g
MERCK	1278	Astra® blau	10 g
MERCK	1593	Azocarmin G	25 g
MERCK	9211	Azur II	10 g
MERCK	9210	Azur B reinst	1 g; 10 g
MERCK	4028	Bouin Fixiermittel (Pikrinsäure-Formalin-Eisessig-Gemisch)	500 ml
MERCK	1280	Brillantkresylblau	25 g
MERCK	13742	Brillantkresylblaulösung zur Retikulozytenzählung	100 ml
MERCK	1990	1-Butanol zur Analyse	1 l; 2,5 l
MERCK	4027	Carnoy Fixiermittel (Alkohol-Chloroform-Eisessig-Gemisch)	500 ml
Chroma-Ges.	3D103	Celloidin (Flocken)	100 g; 250 g
MERCK	2425	Chloralhydrat Ph Eur, BP, JP, USP	500 g; 1 kg
MERCK	2445	Chloroform zur Analyse	1 l; 2,5 l
MERCK	241	Citronensäure Ph Eur, USP, E 330	1 kg
SERVA	38640	Citronensäure p.A.	500 g
MERCK	921	Diethylether zur Analyse	1 l; 5 l
MERCK	6579	di-Natriumhydrogenphosphat ($Na_2HPO_4 \cdot 12H_2O$) zur Analyse	500 g; 1 kg
MERCK	3943	Eisen (III)-chlorid zur Analyse	250 g; 1 kg
MERCK	7961	Entellan® neu, Schnelleinschlußmittel	100 ml; 500 ml
MERCK	1345	Eosin gelblich (C.I. 45380)	25 g; 100 g
MERCK	9652	Essigsäure-n-butylester (anstelle von Benzol, Toluol, Xylol)	1 l
MERCK	63	Essigsäure 100 % zur Analyse	1 l; 2,5 l
MERCK	983	Ethanol absolut zur Analyse	1 l; 2,5 l
MERCK	3999	Formaldehydlösung min. 37 % stabilisiert mit 10 % Methanol, säurefrei	1 l; 5 l
MERCK	1358	Fuchsin basisch	25 g; 100 g
MERCK	4072	Gelatine weiß DAB 8	500 g
MERCK	9203	GIEMSAs Azur-Eosin-Methylenblau	25 g; 100 g
MERCK	9204	GIEMSAs Azur-Eosin-Methylenblaulösung	100 ml; 500 ml
SERVA	23114	Glutardialdehyd 25 % in Wasser	25 g
MERCK	12179	Glutardialdehydlösung 25 % nach P.J. Anderson (gereinigt und unter Stickstoff abgefüllt)	25 ml; 100 ml
MERCK	4239	Glutardialdehydlösung 25 %	250 ml; 1 l
MERCK	4094	Glycerin (etwa 87 %) zur Analyse	500 ml; 1 l
FLUKA	49782	Glycerin puriss p.A.	500 ml; 1 l
SERVA	23310	Glyceringelatine	25 ml
FLUKA	50790	Goldchlorid purum 50 % gelb	1 g; 5 g
MERCK	4305	Hämatoxylin (C.I. 75290)	25 g; 100 g
MERCK	9253	Harris-Hämatoxylinlösung (siehe Papanicolaous-Lösung 1 a)	100 ml; 500 ml
MERCK	11661	Hemacolor® zur Schnellfärbung von Blutausstrichen (Färbesatz mit Fixierlösung und 2 Farbstofflösungen)	1 Packung (3 × 500 ml)
MERCK	822333	Hydrochinon zur Synthese	250 g; 1 kg
MERCK	15577	Immersionsöl nach DIN	50 ml; 100 ml in Tropfflaschen
MERCK	9242	KAISERs Glyceringelatine	100 g
MERCK	1047	Kaliumaluminiumsulfat zur Analyse	1 kg

Bezugs-quelle	Artikel-Nr.	Reagenz	Packungsgrößen
MERCK	4928	Kaliumcarbonat zur Analyse	500 g; 1 kg
MERCK	4936	Kaliumchlorid zur Analyse	500 g; 1 kg
MERCK	4881	Kaliumdihydrogenphosphat (KH_2PO_4)	25 g
MERCK	5057	Kaliumdisulfit zur Analyse	500 g; 1 kg
MERCK	4984	Kaliumhexacyanoferrat (II) zur Analyse	500 g
MERCK	4973	Kaliumhexacyanoferrat (III) zur Analyse	250 g; 1 kg
MERCK	5033	Kaliumhydroxid Plätzchen zur Analyse	250 g; 1 kg
MERCK	5057	Kaliumdisulfit zur Analyse	500 g; 1 kg
MERCK	5082	Kaliumpermanganat zur Analyse	250 g; 1 kg
MERCK	2993	Karion® F	1 l; 2,5 l
MERCK	5189	Kernechtrot	5 g
MERCK	5235	Kresylviolett	5 g; 25 g
MERCK	2703	Kupfer fein gepulvert zur Analyse	250 g; 1 kg
FLUKA	61139	Kupfer purum p.A. Späne	250 g; 1 kg
MERCK	1350	Leishmans Eosin-Methylenblau	10 g
Chroma-Ges.	1A322	Leishmans Farbstoff	10 g; 25 g
MERCK	1315	Lichtgrün gelblich	25 g; 100 g
FLUKA	62110	Lichtgrün SF gelblich	25 g; 100 g
SERVA	27885	Lichtgrün SF gelblich	25 g
MERCK	5680	Lithiumcarbonat zur Analyse	100 g; 250 g
Chroma-Ges.	1B389	Luxol echtblau MBS	10 g; 25 g
MERCK	9249	MAYERs-Hämalaunlösung	250 ml; 2,5 l
MERCK	1352	MAY-GRÜNWALDs Eosin-Methylenblau	25 g; 100 g
MERCK	1424	MAY-GRÜNWALDs Eosin-Methylenblaulösung	100 ml; 500 ml
MERCK	3972	Merckoglas® flüssiges Deckglas	1 Spraydose ca. 300 g
MERCK	3973	Merckoglas® flüssiges Deckglas	1 P.
MERCK	6009	Methanol zur Analyse	1 l; 2,5 l
MERCK	6065	Methylbenzoat	500 ml
MERCK	16316	Methylblau	50 g
MERCK	1283	Methylenblau (C.I. 52015)	25 g; 100 g
MERCK	1314	Methylgrün	5 g; 25 g
MERCK	6404	Natriumchlorid krist. zur Analyse	500 g; 1 kg
MERCK	6498	Natriumhydroxid Plätzchen zur Analyse	500 g; 1 kg
MERCK	6525	Natriumjodat	25 g; 100 g
MERCK	6528	Natriummetabisulfit zur Analyse	500 g; 1 kg
MERCK	6512	Natriumthiosulfat	2,5 kg
MERCK	5594	Natronlauge 20 % zur Analyse	1 l
MERCK	4041	Neufuchsin	25 g; 100 g
MERCK	15117	Nilblauchlorid (C.I. 51180)	25 g
Chroma-Ges.	1A316	Nilblausulfat	5 g; 10 g
SERVA	30405	Nilblausulfat (C.I. 51180)	25 g
MERCK	6878	Orange G	50 g
Chroma-Ges.	1B221	Orange G	10 g; 25 g
MERCK	24505	Osmium (VIII)-oxid	100 mg, 500 mg, 1 g
MERCK	9266	Osmiumsäurelösung 2 %	5 ml
MERCK	495	Oxalsäure-Dihydrat zur Analyse	500 g; 1 kg
MERCK	9253	Papanicolaous Lösung 1 a) Harris' Hämatoxylinlösung	100 ml; 500 ml; 2,5 l
MERCK	9254	Papanicolaous Lösung 1 b) Hämatoxylinlösung S	100 ml; 500 ml; 2,5 l
MERCK	6888	Papanicolaous Lösung 2 a) Orange G-Lösung (OG 6)	100 ml; 500 ml; 2,5 l
MERCK	6887	Papanicolaous Lösung 2 b) Orange II-Lösung	100 ml; 500 ml; 2,5 l
MERCK	9271	Papanicolaous Lösung 3 a) Polychromlösung EA 31	100 ml; 500 ml; 2,5 l

Bezugs-quelle	Artikel-Nr.	Reagenz	Packungsgrößen
MERCK	9272	Papanicolaous Lösung 3 b) Polychromlösung EA 50	100 ml; 500 ml, 2,5 l
MERCK	9270	Papanicolaous Lösung 3 c) Polychromlösung EA 65 (Färbeeffekt: rot)	100 ml
MERCK	9269	Papanicolaous Lösung 3 d) Polychromlösung EA 65 (Färbeeffekt: blaugrün)	100 ml
MERCK	7159	Paraffin Blockform Erstarr.-P. 42−44°C	1 kg
MERCK	7155	Paraffin Blockform Erstarr.-P. 51−53°C (präpariertes Mischparaffin)	1 kg
MERCK	7601	Pararosanilin Base (C.I. 42500)	25 g
MERCK	1367	Phloxin B	5 g
FLUKA	28550	Phloxin B	5 g; 25 g; 100 g
MERCK	532	Phosphormolybdänsäure zur Analyse	25 g; 100 g
FLUKA	79690	Phosphorwolframsäure p.A.	25 g; 100 g
SERVA	32757	Phosphorwolframsäure p.A.	25 g
MERCK	623	Pikrinsäure zur Analyse	100 g; 500 g
MERCK	604	Pikrinsäurelösung 1,2 % zur Analyse	500 ml; 2,5 l
MERCK	9468	Puffertabletten zur Herstellung von Pufferlösung pH 7,2 nach Weise	1 Pack. (100 Tabl.)
MERCK	7517	Pyronin G	5 g; 25 g
MERCK	4466	Quecksilber (II)-oxid rot zur Analyse	50 g; 250 g
MERCK	7593	Resorcin zur Analyse	100 g; 250 g
MERCK	316	Salzsäure min. 25 % zur Analyse	1 l; 2,5 l
MERCK	317	Salzsäure rauchend min. 37 % zur Analyse	1 l; 2,5 l
MERCK	327	Salzsäure-Alkohol (enthält 0,75 % Salzsäure)	1 l; 5 l
MERCK	7629	Säurefuchsin	50 g
MERCK	13782	Sangodiff® G 50 Färbefolien und 50 Objektträger zur manuellen Färbung von Blutausstrichen	1 Packung
MERCK	15332	Sangodiff® G 100 Färbefolien zur manuellen Färbung von Blutausstrichen	1 Packung
MERCK	9033	SCHIFFs-Reagenz für die Mikroskopie	500 ml
MERCK	1512	Silbernitrat zur Analyse	25 g; 100 g
MERCK	15306	Sudanrot 7 B	25 g; 100 g
Chroma-Ges.	1B485	Sudanrot B	10 g; 25 g
MERCK	1582	Tetrachlorogold (III)-säure gelb zur Analyse	1 g; 5 g
MERCK	583	Wolframatophosphorsäure zur Analyse	100 g; 250 g
MERCK	8681	Xylol zur Analyse	1 l; 2,5 l

Zitierte Literatur

ANDRES, K. H. — Morphological criteria for the differentiation of synapses in vertebrates.
J. Neural Transmiss. Suppl. **12** (1975) 1 − 37

ARNOLD, M. — Histochemie. Einführung in Grundlagen und Prinzipien der Methoden.
Springer-Verlag, Berlin-Heidelberg-New York 1968

BUCHER, O. — Cytologie, Histologie und Mikroskopische Anatomie des Menschen. 10. Aufl.
Hans Huber, Bern-Stuttgart-Wien 1980

COTTIER, H. — Pathogenese. Ein Handbuch für die ärztliche Fortbildung.
Springer-Verlag, Berlin-Heidelberg-New York 1980

DAVID, H. — Cellular pathobiology. In: JOHANNESSEN, J.V.: Electron microscopy in medicine. Vol. 2, Cellular pathobiology-Metabolic and storage diseases
McGraw-Hill International Book Company, New York, St. Louis, San Francisco, Auckland, Beirut, Bogota, Düsseldorf, Johannesburg, Lisbon, London, Lucerne, Madrid, Mexico, Montreal, New Dehli, Panama, Paris, San Juan, Sao Paulo, Singapore, Sidney, Tokyo, Toronto 1978

FORSSMANN, W. G. und Chr. HEYM — Grundriß der Neuroanatomie.
Springer, Berlin-Heidelberg-New York 1974

GOSLAR, H. G. — Ein Beitrag zur selektiven Darstellung der Keratine und zum histochemischen Verhalten anderer Disulfidverbindungen in der Haut.
Acta histochem. (Jena) **5** (1958) 39 − 48

GRAUMANN, W. — Zur Standardisierung des Schiffschen Reagens.
Z. wiss. Mikroskop. **61** (1953) 225 − 226

KRSTIĆ, R. V. — Die Gewebe des Menschen und der Säugetiere.
Ein Atlas zum Studium für Mediziner und Biologen.
Springer-Verlag, Berlin-Heidelberg-New York 1978

MAYHEW, T. M. — Isolated peritoneal macrophages: component-biased sampling.
In: WEIBEL, E. R. Stereological methods. Vol. 1 Practical methods of biological morphometrie.
Academic Press, London-New York-Toronto-Sydney-San Francisco 1979

v. MAYERSBACH, H. — Allgemeine Histologie. Zytologie, Histologie und histologische Arbeitsmethoden.
In: v. MAYERSBACH, H. und E. REALE:
Grundriß der Histologie des Menschen
Gustav Fischer-Verlag, Stuttgart 1973

ROSENBAUER, K. A.	Entwicklung, Wachstum, Missbildungen und Altern bei Mensch und Tier. Wissenschaftliche Verlagsgesellschaft Stuttgart, 1969
WEINSTEIN, R. S. und N. S. MCNUTT	Cell junctions. New England J. Med. **286** (1972) 521 – 524

Lehrbücher und Atlanten

BARGMANN, W.	Histologie und mikroskopische Anatomie des Menschen. 7. Aufl. Thieme-Verlag, Stuttgart 1977
BESSIS, M.	Living blood cells and their ultrastructure. Springer-Verlag, Berlin-Heidelberg-New York 1973
BESSIS, M.	Corpuscles. Atlas of red blood cell shapes. Springer-Verlag, Berlin-Heidelberg-New York 1974
BERESFORD, W. A.	Lecture notes on histology. 2 nd ed. Blackwell Scientific Publications, Oxford-London-Edinburgh-Melburne 1977
BEVELANDER, G.	Essentials of histology. ed. 6 The C. V. Mosby Company, Saint Louis 1970
BLOOM, W. and D. W. FAWCETT	A textbook of histology. ed. 9 Saunders, Philadelphia 1968
BOLL, I.	Zytologische Knochenmarkdiagnostik. Ein Leitfaden. 2. Aufl. Springer, Berlin-Heidelberg-New York 1980
BUCHER, O.	Cytologie, Histologie und mikroskopische Anatomie des Menschen. 10. Aufl. Huber, Bern-Stuttgart-Wien 1980
COTTIER, H.	Pathogenese. Ein Handbuch für die ärztliche Fortbildung. Springer-Verlag, Berlin-Heidelberg-New York 1980
FUJITA, T., J. TOGUNAGA and H. INONE	Atlas of scanning electron microscopy in medicine. Igaku Shoin Ltd. Tokyo and Elsevier Publishing Company, Amsterdam-London-New York 1971
GREEP, R. O. (Editor)	Histology. 2nd ed. Mc Graw-Hill Book Comp., New York-London-Sidney-Toronto 1966
HAM, A. W.	Histology. ed. 7 Lippincolt, Philadelphia-Toronto 1974

HAFEZ, E. S. E.	Scanning electron microscopic atlas of mammalian reproduction. Thieme Publishers, Stuttgart and Igaku Shoin Ltd. Tokyo 1975
KESSEL, R. G. and R. H. KARDON	Tissues and organs: a textaltas of scanning electron microscopy. W. H. Freeman and Company, San Francisco 1979
KLIKA, E., D. JARKOVSKÁ und H. POHUNDOVÁ	Histologie pro Stomatology. Stâtui pedagogicé nakladatelstvi, Praha 1981
KRSTIĆ, R. V.	Ultrastruktur der Säugetierzelle. Ein Atlas zum Studium für Mediziner und Biologen. Springer-Verlag, Berlin-Heidelberg-New York 1976
KRSTIĆ, R. V.	Die Gewebe des Menschen und der Säugetiere. Ein Atlas zum Studium für Mediziner und Biologen. Springer-Verlag, Berlin-Heidelberg-New York 1978
KÜHNEL, W.	Taschenatlas der Zytologie und mikroskopischen Anatomie für Studium und Praxis. 4. Aufl. Thieme-Verlag, Stuttgart 1978
LEONHARDT, H.	Histologie, Zytologie und Mikroanatomie des Menschen. Für Ärzte und Studenten. 4. Aufl. Thieme-Verlag, Stuttgart 1974
v. MAYERSBACH, H. und E. REALE	Grundriß der Histologie des Menschen. Gustav Fischer-Verlag, Stuttgart 1973–1976
METZNER, H.	Die Zelle. Struktur und Funktion. Wissenschaftliche Verlagsgesellschaft M. B. H. Stuttgart 1966
MOTTA, P.	Anatomia microscopica. Atlante di microscopia offica ed elettronica. ed. 2 Dr. Francesco Vallardi, Milano 1977
MOTTA, P., P. M. ANDREWS and K. R. PORTER	Microanatomy of cell and tissue surfaces. An atlas of scanning electron microscopy. Lea und Febinger 1977
ORCI, L. and A. PERRELET	Freeze-etch histology. A comparison between thin sections and freeze-etch replicas. Springer-Verlag, Berlin-Heidelberg-New-York 1975
PORTER, K. R. und M. A. BONEVILLE	Einführung in die Feinstruktur von Zellen und Geweben 2. Aufl. Springer-Verlag, Berlin-Heidelberg-New-York 1965
REITH, E. J. und M. H. ROSS	Atlas der Histologie und Mikroskopischen Anatomie. Schattauer-Verlag, Stuttgart-New-York 1974
ROHEN, J. W.	Anleitung zur Differentialdiagnostik histologischer Präparate. F. K. Schattauer-Verlag, Stuttgart-New York 1970

ROHEN, J. W. und E. LÜTJEN-DRECOLL	Funktionelle Histologie. Kurzgefaßtes Lehrbuch der Zytologie, Histologie und mikroskopischen Anatomie des Menschen nach funktionellen Gesichtspunkten. F. K. Schattauer, Stuttgart-New York 1982
SAJONSKI, H. und A. SMOLLICH	Zelle und Gewebe. Eine Einführung für Mediziner und Naturwissenschaftler. 5. Aufl. S. Hirzel-Verlag, Leipzig 1981
SCHAFFER, J.	Das Epithelgewebe. In: W. v. Möllendorff: Handbuch der Mikroskopischen Anatomie des Menschen. Die Gewebe Bd. II. Erster Teil Springer, Berlin 1927
SOBOTTA, J. und F. HAMMERSEN	Atlas der Histologie des Menschen. Zytologie, Histologie und Mikroskopische Anatomie. Urban und Schwarzenberg, München-Berlin-Wien 1975
STÖHR, Ph. und W. v. MÖLLENDORFF	Lehrbuch der Histologie und der mikroskopischen Anatomie des Menschen. Gustav Fischer, Jena 1943
WALLRAFF, J.	Leitfaden der Histologie des Menschen. 8. Aufl. Urban und Schwarzenberg, München-Berlin-Wien 1972
WATZKA, M.	Kurzlehrbuch der Histologie und mikroskopischen Anatomie des Menschen. Schattauer-Verlag, Stuttgart 1957
WEISS, L.	Histology. Cell and tissue biology. ed. 5 Elsevier Science Publishing Co., New York 1983
WHEATER, P. R., H. G. BURKITT, G. DANIELS and P. J. DEAKIN	Functional histology. A text and colour atlas. Churchill Livingstone, Edinburgh-London-New York 1979

Technik und Methoden

ADAM, H. und G. CZIHAK	Arbeitsmethoden der makroskopischen und mikroskopischen Anatomie. Gustav Fischer-Verlag, Stuttgart 1964
ARNOLD, M.	Histochemie. Einführung in Grundlagen und Prinzipien der Methoden. Springer-Verlag, Berlin-Heidelberg-New York 1968
BURCK, H.-C.	Histologische Technik. Leitfaden für die Herstellung mikroskopischer Präparate in Unterricht und Praxis. 3. Aufl. Georg Thieme-Verlag, Stuttgart 1973
CONN, H. J.	Biological stains. ed. 9 Williams and Wilkins Comp., Baltimore 1977
CULLING, C. F. A.	Handbook of histological and histochemical techniques. ed. 3 Butterworth and Co. Ltd., London 1974
DIAGNOSTICA MERCK	Präparate für die Licht- und Elektronenmikroskopie. Darmstadt o. Jg.
DIAGNOSTICA MERCK	Hämatologische Labormethoden. G-I-T-Verlag, Ernst Giebeler, Darmstadt 1982
FREEMAN, J.A. and M.F. BEELER	Laboratory medicine. Urinalysis and medical microscopy. ed. 2 Lea and Febiger, Philadelphia 1983
GERLACH, D.	Das Lichtmikroskop. Eine Einführung in Funktion, Handhabung und Spezialverfahren für Mediziner und Biologen. Thieme-Verlag, Stuttgart 1976
GEYER, G.	Ultrahistochemie Springer Verlag, Berlin 1970
GOMORI, G.	Microscopic histochemistry. Principles and Practice. Univ. of Chicago Press, Chicago 1952
GONZALES-SANTANDER, R.	Technicas de microscopia electronica en biologia. Aquilar, Madrid 1968
GURR, E.	Biological staining methods. ed. 8 Searle diagnostic, High Wycombe 1973
HALLMANN, L.	Klinische Chemie und Mikroskopie. 11. Auflage, Georg Thieme, Stuttgart 1980
HARMS, H.	Handbuch der Farbstoffe für die Mikroskopie. Staufen-Verlag, Kamp-Lintfort 1957-1965

HAUG, H.	Leitfaden der Mikroskopischen Technik. Mikroskopische, präparative und färberische Verfahren in der Histologie. Thieme-Verlag, Stuttgart 1959
HEYM, CH. and W. G. FORSSMANN	Techniques in neuroanatomical research. Springer-Verlag, Berlin-Heidelberg-New York 1981
JENNY, J.	Die Phasenkontrastmikroskopie in der täglichen Praxis. Verlag Jenny u. Artusi, Schaffhausen 1977
JOHANNESSEN, J. V. (Editor)	Electron microscopy in human medicine. Vol. 1 Instrumentation and techniques. McGraw-Hill International Book Company, New York, St. Louis, San Francisco, Auckland, Beirut, Bogota, Düsseldorf, Johannesburg, Lisbon, London, Lucerne, Madrid, Mexico, Montreal, New Dehli, Panama, Paris, San Juan, São Paulo, Singapore, Sidney, Tokyo, Toronto 1978
LANGE, R. H. und J. BLÖDORN	Das Elektronenmikroskop. Leitfaden für Biologen und Mediziner. Thieme-Verlag, Stuttgart-New York 1981
LILLIE, P. D. and H. M. FULLMER	Histopahtological techniques. ed. 4 Mc GRAW-Hill Book Co., New-York 1976
MILLONIG, G.	Laboratory manual of biological electron microscopy. Mario Saviolo, Vercelli 1976
MÖLDNER, K.	Präparationsverfahren für die Transmissions-Elektronenmikroskopie. Zeiss, Oberkochen o. J.
NAGL, W.	Elektronenmikroskopische Laborpraxis. Eine Methodensammlung mit Bildbeispielen für Lehre und Forschung in der Medizin und Zellbiologie. Springer-Verlag, Berlin-Heidelberg-New York 1981
PALLASKE, G. und E. SCHMIDEL	Pathologisch-Histologische Technik. Grundriß der pathologisch-histologischen Technik für Studierende der Veterinärmedizin, Doktoranden, vet. med. technische Asisstentinnen und vet. med. Laboratorien. Paul Parey, Berlin-Hamburg 1959
PEARSE, A. G. E.	Histochemistry. Theoretical and applied. ed. 2 J. and A. Churchill, Ltd., London 1961
REIMER, L.	Elektronenmikroskopische Untersuchungs- und Präparationsmethoden. Springer-Verlag, Berlin-Heidelberg-New York 1967
REIMER, L. und G. PFEFFERKORN	Raster-Elektronenmikroskopie. 2. Aufl. Springer-Verlag, Berlin-Heidelberg-New York 1977

RICK, W.	Klinische Chemie und Mikroskopie. 5. Aufl. Springer, Berlin-Heidelberg-New York 1977
ROMEIS, B.	Mikroskopische Technik. 16. Aufl. R. Oldenbourg, München-Wien 1968
ROSENBAUER, K. A. und B. KEGEL	Rasterelektronenmikroskopische Technik. Präparationsverfahren in Medizin und Biologie. Thieme-Verlag, Stuttgart 1978
SEIVERD, C.E.	Hematology for medical technologists. ed. 5 Lea and Febiger, Philadelphia 1983
SHEEHAN, D. C. and B. B. HRAPCHAK	Theory and practice of histotechnology. The C. V. MOSBY Company, St. Louis-Toronto-London 1980
ZEILE, G., M. BAAKE und G. HENRICI	Kompendium der praktischen Hämatologie. 2. Aufl. G-I-T-Verlag Ernst Giebeler, Darmstadt 1983

Bildteil

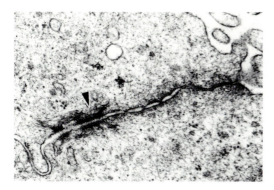

Abb. 1 Zellmembranen mit Zellhaften (Endometrium, Meerschweinchen, früher Diöstrus. Transmissionselektronenmikroskopische Aufnahme, Vergr.: 32 000 x) Pfeil: Macula adhaerens [St.]

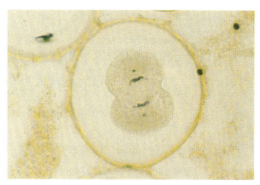

Abb. 2 Zentriolen (Ascaris lumbricoides, Anaphase. Hämatoxylin nach Heidenhain-Chromotrop, Vergr.: 480 x). Die Zentriolen stellen sich als dunkle Punkte über den Chromosomen dar

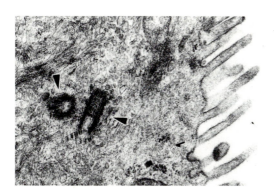

Abb. 3 Zentriolen (Pfeil) in einer Epithelzelle (Endometrium, Meerschweinchen, Östrus. Transmissionselektronenmikroskopische Aufnahme, Vergr.: 21 500 x). Rechts: Mikrovilli [St.]

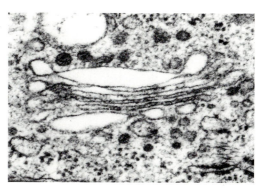

Abb. 4 Golgiapparat mit Zisternen (Endometrium, Meerschweinchen, früher Diöstrus. Transmissionselektronenmikroskopische Aufnahme, Vergr.: 20 000 x) [St.]

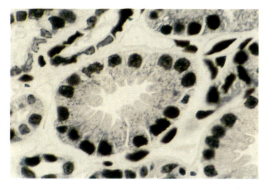

Abb. 5 Mitochondrien (Amphibienniere. Eisenhämatoxylin nach Heidenhain, Vergr.: 300 x). Mitochondrien supranukleär als dunkle Punkte erkennbar

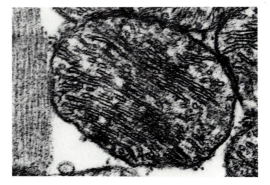

Abb. 6 Mitochondrien (Herzmuskulatur, Ratte. Transmissionselektronenmikroskopische Aufnahme, Vergr.: 48 000 x).

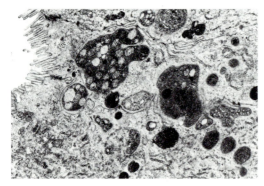

Abb. 7 Lysosomen (Endometrium, Meerschweinchen. Transmissionselektronenmikroskopische Aufnahme, Vergr.: 7000 x) [St.]

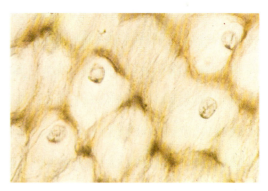

Abb. 8 Metaplasma (Klauenanlage, Schwein. Eisenhämatoxilin nach Heidenhain, Vergr.: 712,5 x). Tonofibrillen in Längsrichtung der Zellen

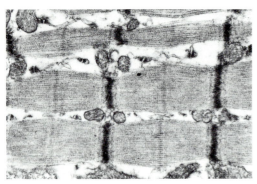

Abb. 9 Myofibrillen (Herzmuskulatur, Ratte. Transmissionselektronenmikroskopische Aufnahme, Vergr.: 16800 x); Erklärung der Querstreifung siehe Seite 62.

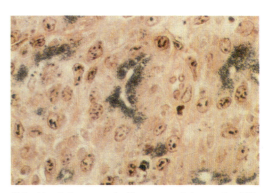

Abb. 10 Sekretgranula (Pancreas, Salamander. Hämatoxylin nach Heidenhain-Chromotrop, Vergr.: 300 x)

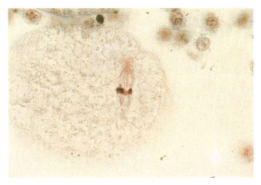

Abb. 11 Euplasma (Eileiter, Ratte. Goldner, Vergr.: 712,5 x). Zugfasern im Metaphasestadium einer befruchteten Eizelle. Chromosomen in der Äquatorialebene angeordnet

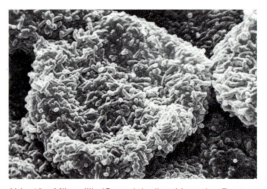

Abb. 12 Mikrovilli (Synovialzelle, Mensch. Rasterelektronenmikroskopische Aufnahme, Vergr.: 1500 x). Die Zelloberfläche ist mit zahlreichen Mikrovilli besetzt

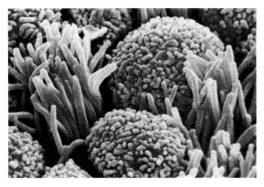

Abb. 13 Zilien und mit Mikrovilli besetzte Drüsenzellen (Tube, Mensch. Rasterelektronenmikroskopische Aufnahme, Vergr.: 3750 x)

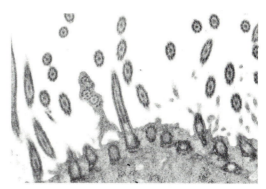

Abb. 14 Kinozilien und Kinetosomen (Endometrium, Kaninchen, Pseudogravidität. Transmissionselektronenmikroskopische Aufnahme, Vergr.: 11 250 x) [St.]

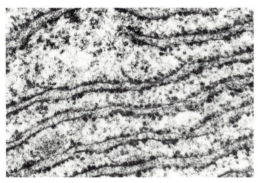

Abb. 15 Rauhes endoplasmatisches Retikulum (Endometrium, Meerschweinchen, Proöstrus. Transmissionselektronenmikroskopische Aufnahme, Vergr.: 48 750 x) [St.]

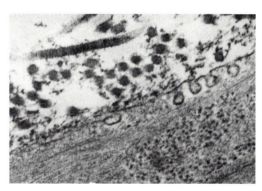

Abb. 16 Pinozytosevesikel (glatte Muskelzelle, Myometrium, Uterus, 30 Tage alte Ratte. Transmissionselektronenmikroskopische Aufnahme, Vergr.: 32 000 x) [St.]

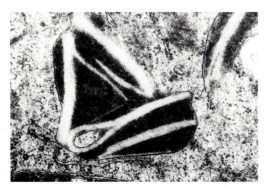

Abb. 17 Kristalloider Einschluß im Plasma (Endometrium, Meerschweinchen, Östrus. Transmissionselektronenmikroskopische Aufnahme, Vergr.: 25 000 x)

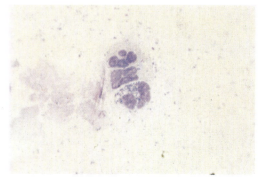

Abb. 18 Zytoplasmaeinschlüsse (Abstrichpräparat, Mensch, Gonorrhoe. Pappenheim, Vergr.: 712,5 x). Grampositive Bakterien (Neisseria gonorrhoeae) im Zytoplasma von Leukozyten.

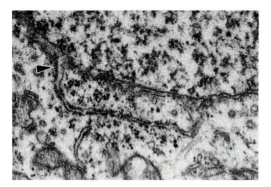

Abb. 19   Innere und äußere Kernmembran (Nervenzelle, Mensch. Transmissionselektronenmikroskopische Aufnahme, Vergr.: 20 000 x). Übergang der äußeren Kernmembran in das endoplasmatische Retikulum (Pfeil)

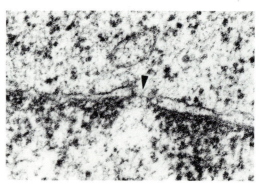

Abb. 20   Kernpore (Pfeil) mit Diaphragma (Endometrium, Meerschweinchen, frühe Diöstrusphase. Transmissionselektronenmikroskopische Aufnahme, Vergr.: 70 000 x) [St.]

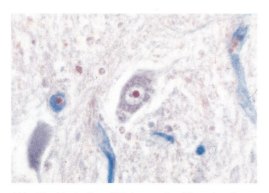

Abb. 21   Nucleolus (Rückenmark, Mensch. Azan, Vergr.: 300 x). Kreisrunder, großer Nucleolus in einer multipolaren Ganglienzelle aus dem Vorderhorn des Rückenmarks

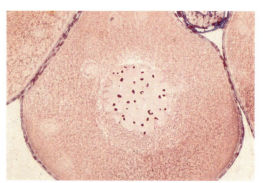

Abb. 22   Multiple Nucleolen im Kern einer Oozyte (Ovarium, Frosch. Azan, Vergr.: 120 x). Kernmembran stark gefaltet

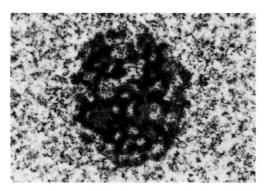

Abb. 23   Nucleolus (Nervenzelle, Mensch. Transmissionselektronenmikroskopische Aufnahme, Vergr.: 20 000 x) [N.]

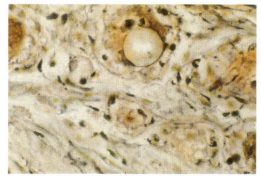

Abb. 24   Kernvakuole (Spinalganglion, Mensch. Bielschowsky, Vergr.: 300 x). Extrem große Vakuole im Kern einer Spinalganglienzelle

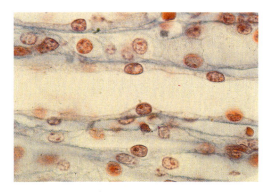

Abb. 25 Einschichtiges Plattenepithel eines Überleitungsstückes (dünner Teil der Henleschen Schleife, längs) in der Niere (Niere, Maus. Azan, Vergr.: 712,5 x)

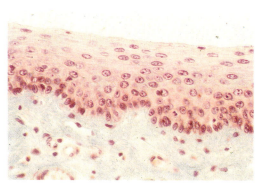

Abb. 26 Mehrschichtiges, unverhorntes Plattenepithel (Uvula, Mensch. Azan, Vergr.: 187,5 x). Die Zellkerne sind bis in die oberste Zellage erkennbar

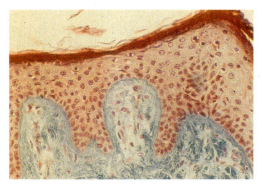

Abb. 27 Mehrschichtiges, verhorntes Plattenepithel (Kopfhaut, Mensch. Azan, Vergr.: 187,5 x)

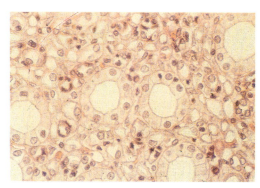

Abb. 28 Einschichtiges kubisches Epithel (Niere, Kaninchen. Hämalaun-Eosin, Vergr.: 300 x)

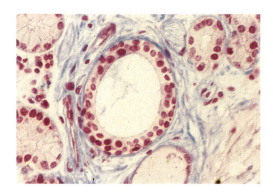

Abb. 29 Zweischichtiges, kubisches Epithel des Ausführungsganges einer Tränendrüse (Tränendrüse, Mensch. Azan, Vergr.: 300 x). Links und rechts Anschnitte von Drüsenendstücken

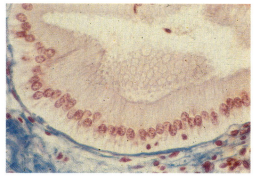

Abb. 30 Einschichtiges Zylinderepithel (Gallenblase, Mensch. Azan, Vergr.: 300 x). Im Zentrum quer angeschnittene Zellen mit Schlußleistennetz

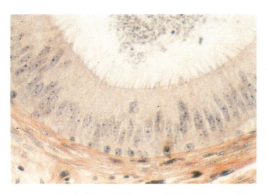

Abb. 31 Zweireihiges Zylinderepithel mit Stereozilien (Nebenhoden, Mensch. Hämatoxylin nach Heidenhain-Chromotrop. Vergr.: 300 x)

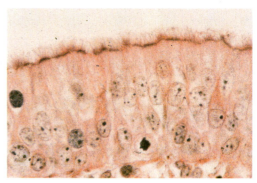

Abb. 32 Mehrreihiges Flimmerepithel (Nasenschleimhaut, Mensch. Hämatoxylin nach Heidenhain-Chromotrop, Vergr.: 712,5 x). Kinetosomenkette als dunkle Punkte unterhalb der Kinozilien

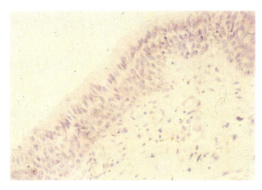

Abb. 33 Mehrschichtiges Zylinderepithel (Urethra, Mensch. Hämalaun-Eosin, Vergr.: 300 x)

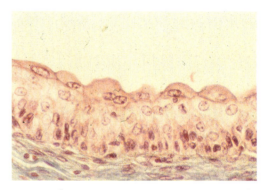

Abb. 34 Übergangsepithel (Harnblase, Mensch. Azan, Vergr.: 300 x). Deckzellen (oben), z. T. zweikernig, mit lumenwärts stärker angefärbter Zone (Crusta)

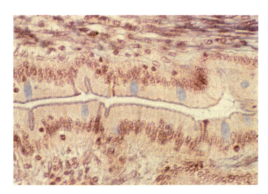

Abb. 35 Einzellige endoepitheliale Drüsen (Jejunum, Mensch. Azan, Vergr.: 300 x). Hellblau gefärbte Becherzellen mit basalen Kernen. Der Bürstensaum der resorbierenden Zellen ist als dunkler Streifen über der Epitheloberfläche zu sehen

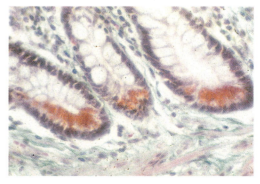

Abb. 36 Einzellige, endoepitheliale Drüsen (Jejunum, Mensch. Goldner, Vergr.: 300 x). Die am Grunde der Krypten liegenden Panethschen Körnerzellen sind durch azidophile Sekretgranula charakterisiert [N.]

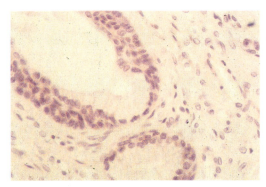

Abb. 37 Mehrzellige, endoepitheliale Drüse (Urethra, Mensch. Hämalaun-Eosin, Vergr.: 300 x)

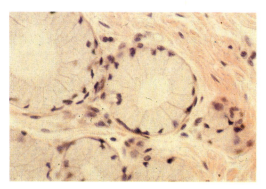

Abb. 38 Glandulae oesophageae (Oesophagus, Mensch. Hämalaun-Eosin, Vergr.: 300 x). Mukoide Drüsenendstücke mit großem Lumen, deutlichen Zellgrenzen und basal gelegenen, abgeflachten Zellkernen

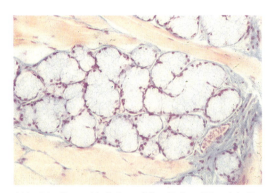

Abb. 39 Exoepitheliale muköse Drüse (Glandula lingualis post., Mensch. Azan, Vergr.: 120 x). Die Endstücke mit wandständigen Zellkernen sind schwach angefärbt und liegen zwischen der Zungenmuskulatur

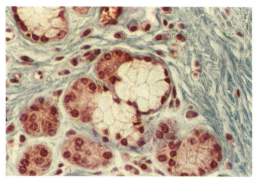

Abb. 40 Gemischte Drüse (Uvula, Mensch. Azan, Vergr.: 300 x). Seröse Endstücke dunkel, muköse Endstücke hell mit deutlichen Zellgrenzen. Halbmondförmig den mukösen Endstücken aufliegende seröse (v. Ebnersche) Halbmonde

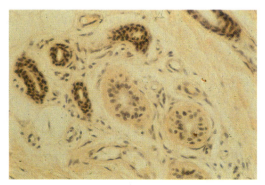

Abb. 41 Tubulöse Knäueldrüse (Fingerbeere, Mensch. Hämalaun-Eosin, Vergr.: 187,5 x). Schweißdrüsenendstücke mit ekkriner Sekretion (hell), Ausführungsgänge mit zweischichtigem Epithel (dunkel)

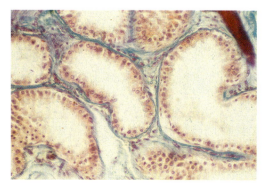

Abb. 42 Duftdrüsen (Achselhaut, Mensch. Azan, Vergr.: 120 x). Modifizierte Schweißdrüsen

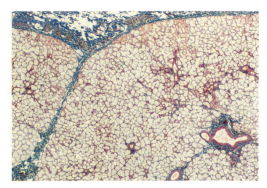

Abb. 43 Muko-seröse Drüse (Glandula sublingualis, Mensch. Vergr.: 18,75 x). Muköse Endstücke hell, seröse Endstücke dunkel, Bindegewebskapsel und Septen kräftig blau

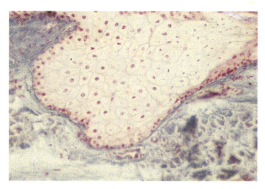

Abb. 44 Holokrine Drüse (Kopfhaut, Mensch. Azan, Vergr.: 120 x). Die Talgdrüsenzellen verlieren ihre Kerne, sterben ab und werden ganz zu Sekret

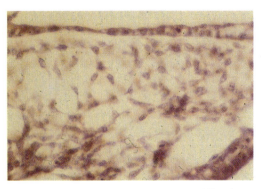

Abb. 45 Mesenchym (Hühnerembryo. Hämalaun-Eosin, Vergr.: 300 x). Protoplasmaarme, verzweigte Mesenchymzellen bilden ein dreidimensionales Maschenwerk. Die Maschenräume sind mit flüssiger Interzellularsubstanz gefüllt

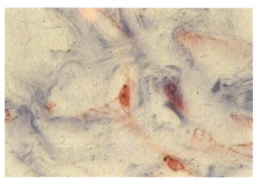

Abb. 46 Gallertgewebe (Nabelstrang, Mensch. Azan, Vergr.: 712,5 x). Die Zellen (Fibroblasten und Fibrozyten) liegen in der gallertigen Grundsubstanz, die teils geordnete, teils ungeordnete Kollagenfasern und -faserbündel enthält

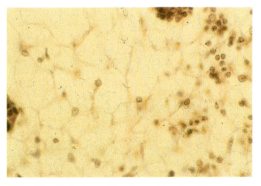

Abb. 47 Retikulumzellen (Lymphknoten, Mensch, durchspült. Hämalaun, Vergr.: 300 x)

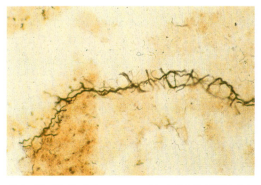

Abb. 48 Retikulinfasern um eine Leberkapillare (Leber, Mensch. Bielschowsky, Vergr.: 187,5 x). Da die Retikulinfasern sich mit Silbersalzen imprägnieren lassen, werden sie auch als argyrophile Fasern bezeichnet

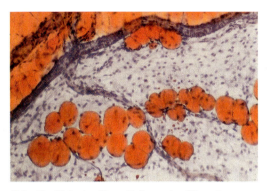
Abb. 49 Univakuoläres Fettgewebe (Omentum majus, Ratte. Hämalaun-Sudan III, Vergr.: 75 x). Fettzellen zwischen den Gefäßen der terminalen Strombahn

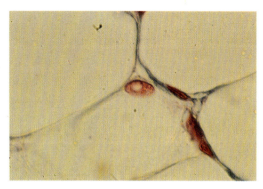
Abb. 50 Fettgewebe (Subcutis, Mensch, Azan, Vergr.: 750 x). Wandständiger Lochkern (Zentrum) in einer univakuolären Fettzelle

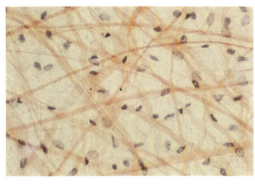
Abb. 51 Lockeres Bindegewebe (Mesenterium, Kaninchen. Hämalaun-Eosin, Vergr.: 187,5 x). Die dicken kollagenen Fasern und die dünnen elastischen Elemente verlaufen ungeordnet

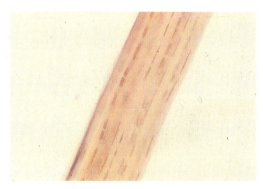
Abb. 52 Sehne (Ratte, Zupfpräparat. Hämalaun-Eosin, Vergr.: 187,5 x)

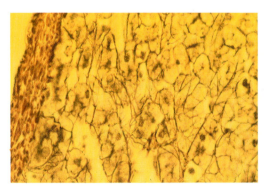
Abb. 53 Kollagene und retikuläre Fasern (Leber, Waran. Gomori-Silber, Vergr.: 300 x). Die Leberkapsel aus kollagenem Bindegewebe ist im Gegensatz zu den Retikulinfasern nicht mit Silber imprägniert

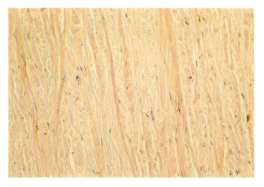
Abb. 54 Kollagenes Bindegewebe (Sklera, Rind. Hämalaun-Eosin, Vergr.: 120 x). Kollagenfaserbündel längs, quer und schräg angeschnitten

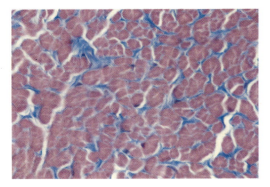

Abb. 55 Elastisches Bindegewebe (Nackenband, Rind, quer. Methylblau-Eosin, Vergr.: 300 x). Die elastischen Netzbalken (rot) sind von kollagenem Bindegewebe umgeben. Die Fibrozyten liegen außerhalb der elastischen Substanz

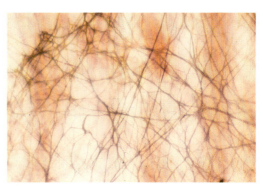

Abb. 56 Elastische Netze (Oesophaguswand, Mensch, Flachschnitt. Versilberung nach Bielschowsky, Vergr.: 300 x). Die elastischen Elemente bilden Netze, an deren Knotenpunkten das elastische Material membranös ausgebreitet ist

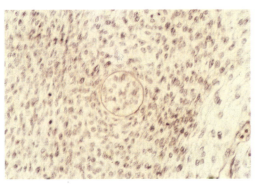

Abb. 57 Chorda dorsalis (Embryo, Mensch. Hämalaun-Eosin, Vergr.: 300 x). Die flüssigkeitsreichen Chordazellen (Bildmitte) sind von der Chordascheide umhüllt und wirken in ihrer Gesamtheit als druckelastischer Stab

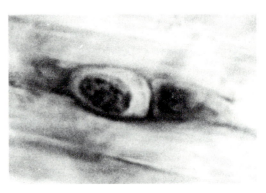

Abb. 58 Chondroides Stützgewebe (Regenerationsgewebe nach Meniskusresektion, Kaninchen. Hämalaun-Eosin, Vergr.: 1 600 x). Große flüssigkeitserfüllte Zellen zwischen Kollagenfaserbündeln

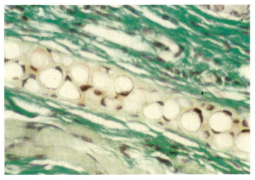

Abb. 59 Zellknorpel (Ohrknorpel, Ratte. Goldner, Vergr.: 300 x). Die nahezu grundsubstanzfreien Knorpelspangen, die aus großen rundlichen Zellen mit peripheren Kernen bestehen, sind von Perichondrium umgeben

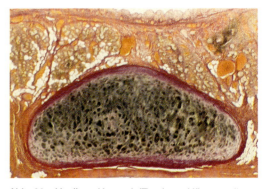

Abb. 60 Hyaliner Knorpel (Trachea. Hämatoxylin-v. Gieson, Vergr.: 18 x). Querschnitt durch eine Knorpelspange. Leuchtend rot: Perichondrium

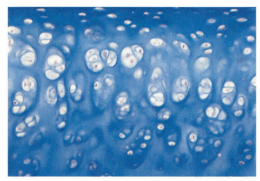

Abb. 61 Hyaliner Knorpel (Nase, Mensch. Azan, Vergr.: 120 x). Oben: Knorpelhöhlen mit jeweils nur einem Chondrozyten (junger Knorpel), unten: Knorpelhöhlen mit mehreren Chondrozyten

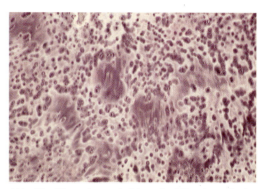

Abb. 62 Rippenknorpel (Mensch. Hämalaun-Eosin, Vergr.: 19,2 x). Asbestfaserung der Knorpelgrundsubstanz

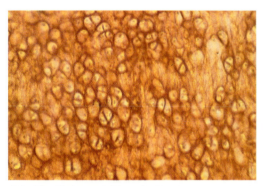

Abb. 63 Ohrknorpel (Mensch. Orcein, Vergr.: 120 x). Elastische Netze rötlich-braun

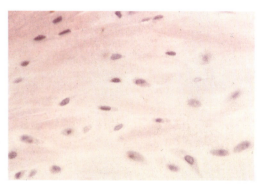

Abb. 64 Faserknorpel (Bandscheibe, Mensch. Hämalaun-Eosin, Vergr.: 405 x). Nicht maskierte Kollagenfaserbündel (rosa). Nur um die Chondrozyten schmale, ungefärbte Zonen von Grundsubstanz, in denen maskierte Fasern liegen

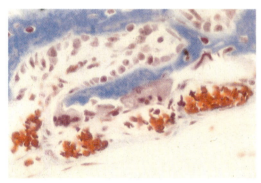

Abb. 65 Desmale Ossifikation (Schädelknochen, Foet. Azan, Vergr.: 300 x). Über dem blauen Osteoidbälkchen: Osteoblastenreihe, darunter vielkernige Osteoklasten in Howshipschen Lakunen

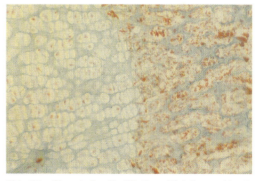

Abb. 66 Chondrale Ossifikation (Epiphyse, Hund. Azan, Vergr.: 75 x). Links: Säulenknorpel, Mitte: Ossifikationszone, links: enchondrale Ossifikation

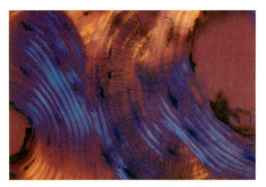

Abb. 67 Knochenschliff (ungefärbter Knochen), Mensch. Aufnahme im polarisierten Licht, Vergr.: 300 x) Knochenhöhlen und -kanälchen schwarz. Die Ausläufer der Osteozyten überschreiten nicht die Osteongrenze

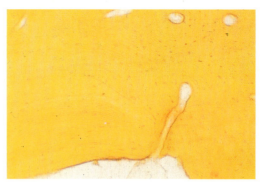

Abb. 68 Knochenschnitt (Mensch. Hämalaun-Orange G, Vergr.: 187,5 x). Innere Generallamellen, Einmündung eines Volkmannschen Gefäßes in den Markraum

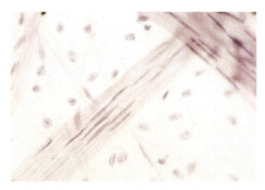

Abb. 69 Muskelgewebe (Harnblase, Frosch. Hämalaun-Eosin, Häutchenpräparat, Vergr.: 187,5 x). Einzelne glatte Muskelzellen und Muskelzellbündel mit langgestreckten, spindelförmigen, zentral gelegenen Zellkernen

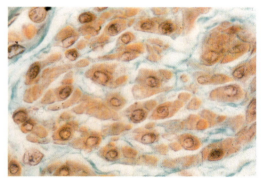

Abb. 70 Glatte Muskelzellen (Uterus gravidus, Querschnitt, Mensch. Goldner, Vergr.: 712,5 x) Hypertrophierte glatte Muskelzellen mit zentralen Kernen

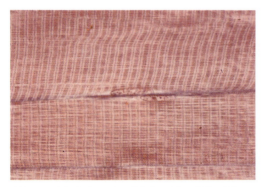

Abb. 71 Muskelgewebe (M. brachioradialis, Längsschnitt, Mensch. Azan, Vergr.: 712,5 x). Quergestreifte Muskelfasern mit linsenförmigen, peripher gelegenen Zellkernen; A- und Z-Streifen dunkel, I-Streifen hell gefärbt

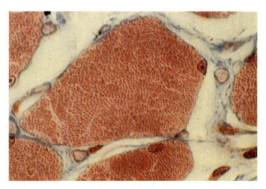

Abb. 72 Quergestreifte Muskelfasern, Querschnitt (Muskel, Mensch. Azan, Vergr.: 750 x). Wandständige Muskelfaserkerne, Myofibrillen teils gebündelt (Cohnheimsche Felderung), im Endomysium Fibrozyten und Kapillaren

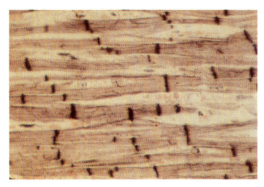
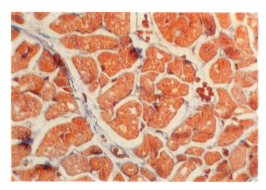

Abb. 73 Herzmuskulatur längs (Papillarmuskel, Mensch. Hämatoxilin nach Delafield, Vergr.: 187,5 x) Glanzstreifen dunkel

Abb. 74 Herzmuskulatur quer (Papillarmuskel, Mensch. Azan, Vergr.: 300 x). Die myofibrillenfreien prä- und postnukleären Zonen stellen sich in den Zellquerschnitten als optisch leere Räume dar

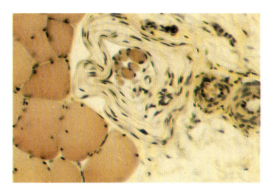
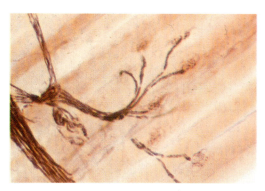

Abb. 75 Muskelspindel (quergestreifter Muskel, quer. Hämalaun-Eosin, Vergr.: 187,5 x). Lamelläres Bindegewebe umgibt die Trias: intrafusale Muskelfasern, markhaltige Nerven, Blutgefäß. Muskelspindeln liegen im Perimysium internum

Abb. 76 Motorische Endplatten (Muskel, Hund. Goldchlorid, Vergr.: 187,5 x)

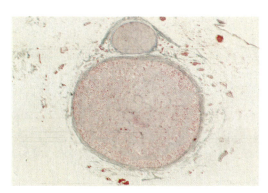
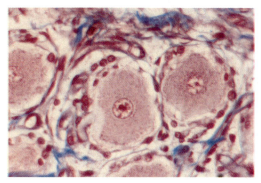

Abb. 77 Spinalganglion (Mensch. Azan, Vergr.: 7,5 x). Oben: motorische Wurzel, unten: Spinalganglion

Abb. 78 Spinalganglienzelle (Mensch. Azan, Vergr.: 300 x). Linke der zwei zentralen Spinalganglienzellen mit Ursprungskegel und pseudounipolarem Fortsatz [N.]

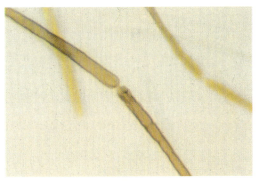

Abb. 79 Nervenfaser (Nervus ischiadicus, Frosch. Zupfpräparat, OsO$_4$, Vergr.: 187,5 x). Darstellung der Markscheide. In der Mitte ein Ranvierscher Schnürring

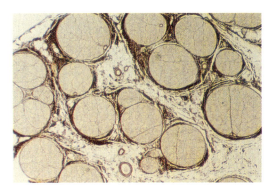

Abb. 80 Peripherer Nerv (Nervus ischiadicus, Mensch, Querschnitt. Hämatoxylin nach Heidenhain-Eosin, Vergr.: 187,5 x)

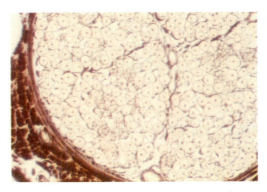

Abb. 81 Markreiche und markarme Nervenfasern (große bzw. kleine Querschnitte) und Perineurium (Nervus ischiadicus, Mensch. Hämatoxylin nach Heidenhain-Eosin, Vergr.: 187,5 x)

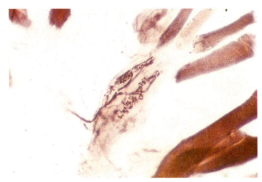

Abb. 82 Sehnenspindel (Mensch. Goldchlorid, Vergr.: 187,5 x)

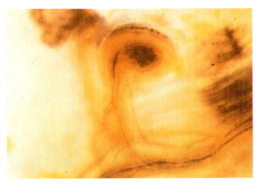

Abb. 83 Golgi-Mazzoni-Körperchen (Kälterezeptor). Originalpräparat Prof. Mazzoni (Vergr.: 120 x)

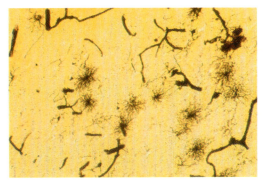

Abb. 84 Astrozyten (Großhirn, Mensch. Versilberung nach Golgi-Bubenite, Vergr.: 75 x) [N.]

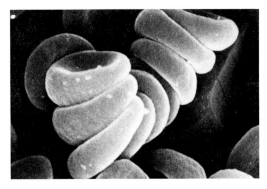

Abb. 85 Erythrozyten (Blut, Mensch. Rasterelektronenmikroskopische Aufnahme, Vergr.: 4800 x). Discozyten in Geldrollenform

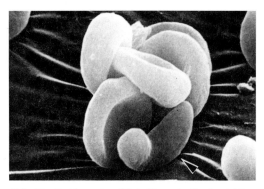

Abb. 86 Erythrozyten (Blut, Mensch. Rasterelektronenmikroskopische Aufnahme, Vergr.: 4200 x). Discozyten und Sichelzelle (Pfeil)

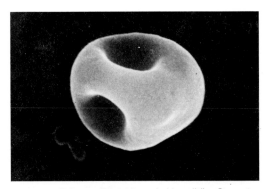

Abb. 87 Knizozyt (Blut, Mensch. Hereditäre Stomatozytose. Rasterelektronenmikroskopische Aufnahme, Vergr.: 6300 x)

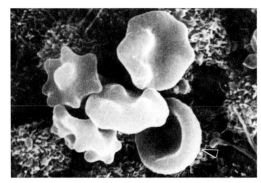

Abb. 88 Erythrozyten (Tube, Mensch. Rasterelektronenmikroskopische Aufnahme, Vergr.: 3000 x). Stomatozyt (Pfeil) und Echinozyten

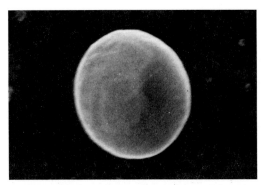

Abb. 89 Sphärozyt (Blut, Mensch. Rasterelektronenmikroskopische Aufnahme, Vergr.: 6000 x)

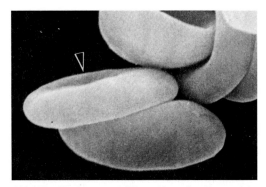

Abb. 90 Erythrozyten (Blut, Mensch. Rasterelektronenmikroskopische Aufnahme, Vergr.: 6900 x). Discozyten und Leptozyt (Pfeil)

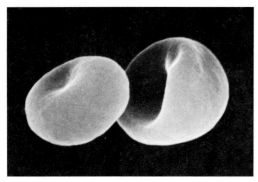

Abb. 91 Sphärozyt (links) und Stomatozyt (rechts). (Blut, Mensch. Hereditäre Stomatozytose, Rasterelektronenmikroskopische Aufnahme Vergr.: 6000 x)

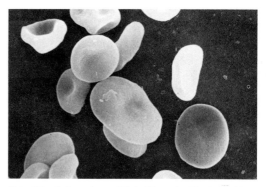

Abb. 92 Anisozytose (Blut, Mensch. Rasterelektronenmikroskopische Aufnahme, Vergr.: 2800 x)

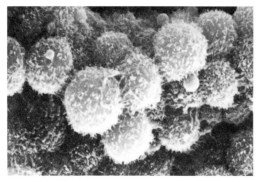

Abb. 93 Leukozyten (Eiter, Ratte. Rasterelektronenmikroskopische Aufnahme, Vergr.: 2100 x)

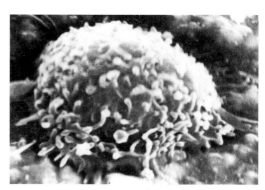

Abb. 94 Granulozyt (Rasterelektronenmikroskopische Aufnahme, Vergr.: 5200 x)

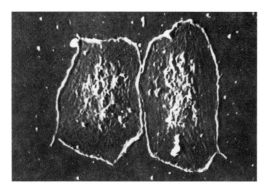

Abb. 95 Ausgebreitete Thrombozyten (Blut, Mensch. Rasterelektronenmikroskopische Aufnahme, Vergr.: 5250 x). Granulomer hell

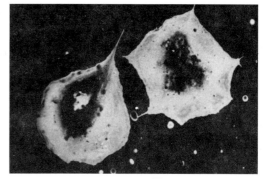

Abb. 96 Ausgebreitete Thrombozyten (Blut, Mensch. Rastertransmissionselektronenmikroskopische Aufnahme, Vergr.: 4200 x). Granulomer dunkel

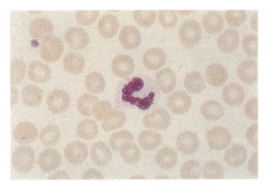
Abb. 97 Blutausstrich (Mensch. Pappenheim, Vergr.: 750 x). Neutrophiler stabkerniger Granulozyt [R.]

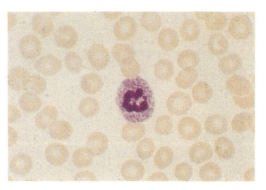
Abb. 98 Blutausstrich (Mensch. Sangodiff, Vergr.: 750 x). Toxisch granulierter neutrophiler Granulozyt

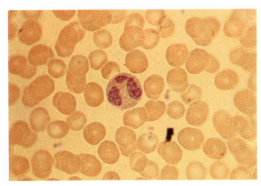
Abb. 99 Blutausstrich (Mensch. Pappenheim, Vergr.: 750 x). Eosinophiler Granulozyt [R.]

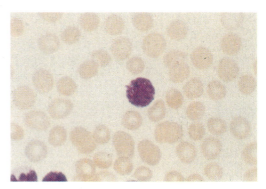
Abb. 100 Blutausstrich (Mensch. Pappenheim, Vergr.: 750 x). Basophiler Granulozyt [R.]

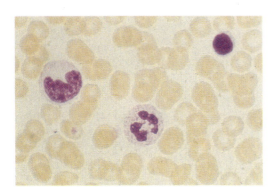
Abb. 101 Blutausstrich (Mensch. Sangodiff, Vergr.: 75 x). Links: Monozyt, Mitte: segmentkerniger neutrophiler Granulozyt, rechts: Lymphozyt

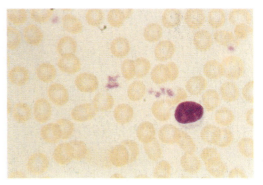
Abb. 102 Erythrozyten (bräunlich-rosa), Lymphozyt (Kern violett, Zytoplasma blaßblau) und Thrombozyten (Blutausstrich, Mensch. Sangodiff, Vergr.: 712,5 x)

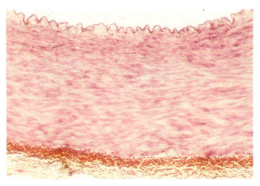

Abb. 103 Arterie (Mensch. Resorcin-Fuchsin-Kernechtrot-Lichtgrün, Vergr.: 75 x)

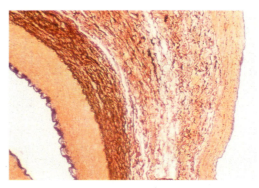

Abb. 104 Arterie und Vene (Mensch. Elastica-H.v.G., Vergr.: 30 x). Linke Seite: Arterie, rechte Seite: Vene

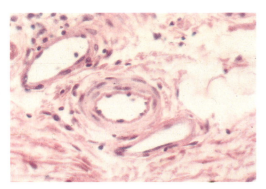

Abb. 105 Kleine Arterie mit zwei Begleitvenen (Magen, Pylorus, Mensch. Hämalaun-Eosin, Vergr.: 300 x).

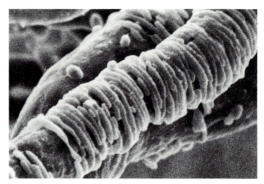

Abb. 106 Arteriole (Niere, Mensch. Rasterelektronenmikroskopische Aufnahme, Vergr.: 495 x). Über einem Gefäßausguß ist eine einschichtige Lage glatter Muskelzellen zu sehen

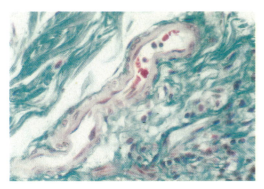

Abb. 107 Arteriole (Jejunum, Mensch. Goldner, Vergr.: 300 x). Media aus einer Muskelzellage, z. T. quer getroffen

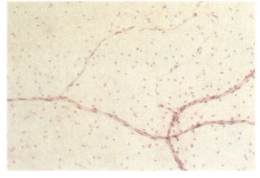

Abb. 108 Kapillaren (Mesenterium, Kaninchen. Totalpräparat, Hämalaun-Eosin, Vergr.: 75 x). Die Kapillaren sind teils nicht durchströmt (kollabiert), teils durchströmt

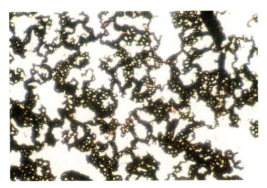

Abb. 109 Respiratorisches Kapillarnetz in den Alveolarwänden (Lunge, Mensch. Tusche-Kernechtrot-Injektion, Vergr.: 75 x)

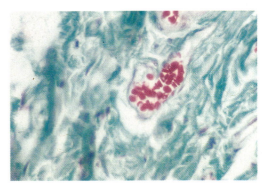

Abb. 110 Venole (Jejunum, Mensch. Goldner, Vergr.: 300 x). Gefäßwand muskelzellfrei, daher früher auch als Riesenkapillaren bezeichnet

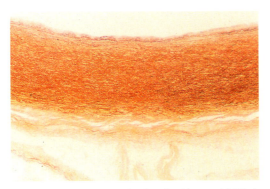

Abb. 111 Aorta (Mensch. Orcein, Vergr.: 18,75 x). Oben: Lumen, unten: Adventitia mit Vasa vasorum

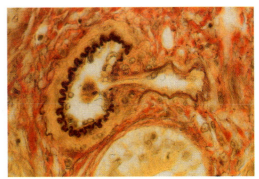

Abb. 112 Arterio-venöse Anastomose (Leber, Waran, Elastica-H.v.G., Vergr.: 405 x). Links Arterie mit deutlicher Membrana elastica int., rechts Venenanschnitt. Die anastomotische Gefäßstrecke besitzt keine Membr. elast. int.

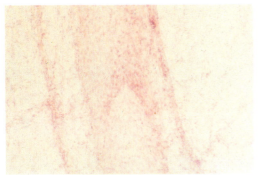

Abb. 113 Lymphgefäß mit Klappe (Mesenterium, Meerschweinchen, Totalpräparat. Hämalaun-Eosin, Vergr.: 75 x)

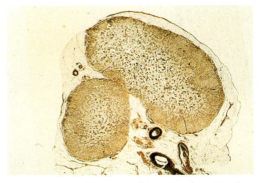

Abb. 114 Lymphknoten (Mesenteriallymphknoten, Hund. Versilberung nach Bielschowsky, Vergr.: 4,2 x)

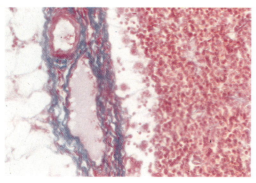

Abb. 115 Lymphknoten (Mensch. Azan, Vergr.: 187,5 x). Von links nach rechts: Fettgewebe, Kapsel mit Arterie (oben) und Lymphgefäß, Randsinus und Rindenzone (Lymphozytenanhäufung)

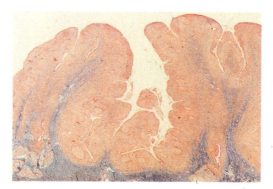

Abb. 116 Tonsilla pharyngea (Mensch. Azan, Vergr.: 6x)

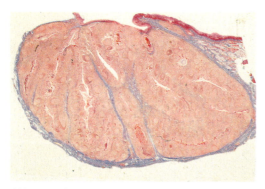

Abb. 117 Tonsilla palatina (Mensch. Azan, Vergr.: 3,8 x). Oben: Überzug aus Mundschleimhaut. Bindegewebskapseln blau

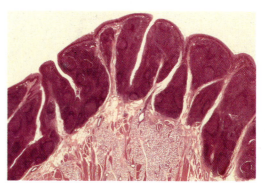

Abb. 118 Tonsilla lingualis (Mensch. Hämalaun-Eosin, Vergr.: 5,4 x). Gesamtheit der Folliculi linguales. Darunter die Glandulae linguales posteriores und Zungenmuskulatur

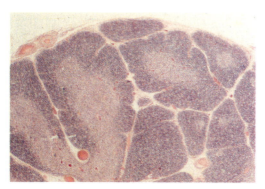

Abb. 119 Thymus (menschlicher Foet. Hämalaun-Eosin, Vergr.: 18,75 x). Kapsel und Bindegewebssepten zart rosa, Rinde blauviolett, Mark rötlich

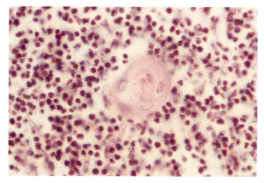

Abb. 120 Thymus, Kind (Hämalaun-Eosin, Vergr.: 405 x). Zentral: Hassallsches Körperchen in der Markzone

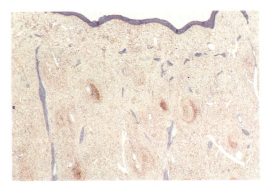

Abb. 121 Milz (Mensch. Azan, Vergr.: 12 x). Kapsel und Trabekel kräftig blau

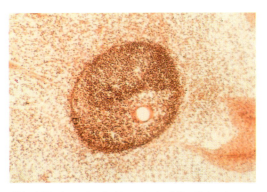

Abb. 122 Lymphscheidenarterie (Milz, Schwein, gespült. Hämalaun-Eosin, Vergr.: 18,75 x)

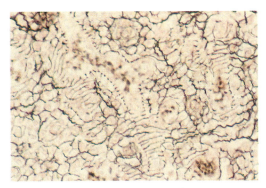

Abb. 123 Milz (Affe. Versilberung nach Novotny, Vergr.: 300 x). Retikulinfasern der Sinuswandungen [N.]

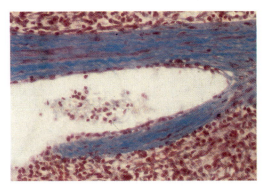

Abb. 124 Milz (Mensch. Azan, Vergr.: 187,5 x). Einmündung einer Pulpavene in eine muskelzellfreie Trabekelvene

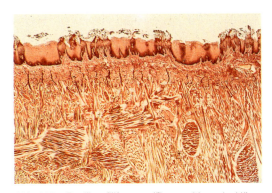

Abb. 125 Papillae filiformes (Zunge, Mensch. Hämalaun-Eosin, Vergr.: 7,5 x). Unter den oben dargestellten fadenförmigen Papillen unterschiedlich angeschnittene, quergestreifte Zungenmuskulatur

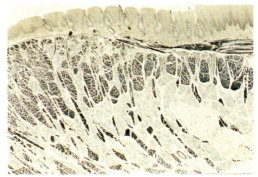

Abb. 126 Papillae foliatae (Zunge, Kaninchen. Hämatoxylin nach Heidenhain, Vergr.: 12 x). Blattpapillen am Oberrand. Zungenmuskulatur dunkel, die dazwischenliegenden „hellen" Zonen enthalten Zungendrüsen

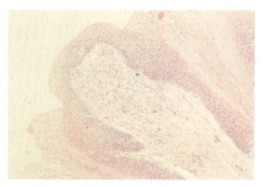

Abb. 127 Papilla fungiformis (Zunge, Mensch. Hämalaun-Eosin, Vergr.: 75 x)

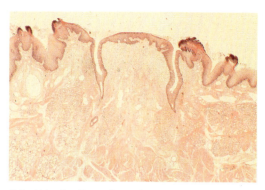

Abb. 128 Papilla vallata (Zunge, Mensch. Hämalaun-Eosin, Vergr.: 13 x). Zentral oben: Wallpapille, seitlich von Wallgräben begrenzt, in die die serösen Spüldrüsen einmünden

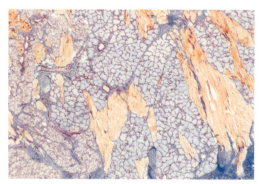

Abb. 129 Zunge (Mensch. Azan, Vergr.: 19 x). Links dunkel gefärbte seröse, Mitte und rechts hell gefärbte muköse Endstücke, Zungenmuskulatur orange

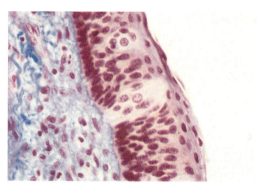

Abb. 130 Geschmacksknospe (Zunge, Mensch. Azan, Vergr.: 300 x). Sinneszellen hell, Geschmacksporus nicht dargestellt

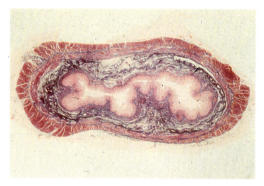

Abb. 131 Oesophagus (Mensch. Azan, Vergr.: 3,75 x). Sternförmiges Lumen in nicht gedehntem Zustand. Außen: Adventitia, darunter die äußere Längsmuskulatur

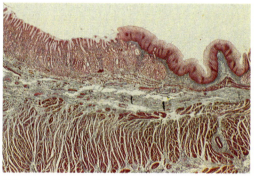

Abb. 132 Magen (Mensch. Azan, Vergr.: 9,6 x). Grenze zwischen Osophagus (rechte Bildhälfte) und Pylorus (linke Bildhälfte)

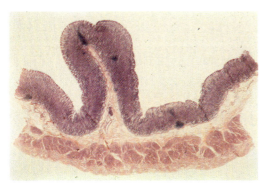

Abb. 133 Magen (Mensch. Hämalaun-Eosin, Vergr.: 5,4 x). Fundusabschnitt

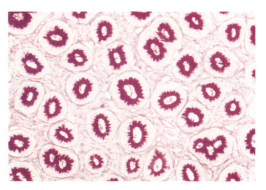

Abb. 134 Magenfundus (Mensch. Perjodsäure-Schiff-Reaktion, Vergr.: 120 x). Darstellung der Nebenzellen, der Basalmembranen und der Retikulinfasern

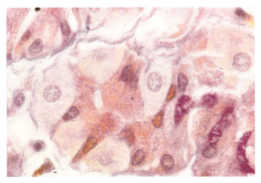

Abb. 135 Magenfundus (Mensch. Zimmermann-Irvine, Vergr.: 712,5 x). Nebenzellen: rot-violett, Hauptzellen: dunkel, Belegzellen: hell

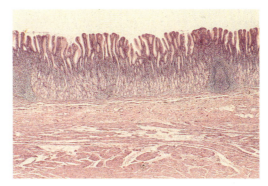

Abb. 136 Magen (Mensch. Hämalaun-Eosin, Vergr.: 14,81 x). Pylorusabschnitt

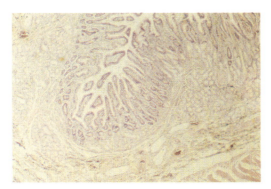

Abb. 137 Duodenalschleimhaut und Brunnersche Drüsen (Duodenum, Mensch. Hämalaun-Eosin, Vergr.: 18,75 x)

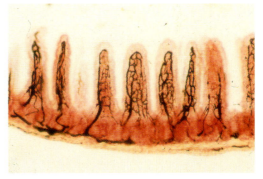

Abb. 138 Blutgefäßsystem der Dünndarmzotten (Darm, Maus. Tuscheinjektion-Kernechtrot, Vergr.: 75 x)

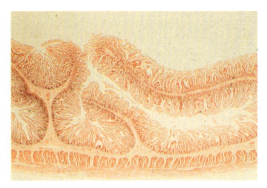

Abb. 139 Jejunum (Mensch. Hämalaun-Eosin, Vergr.: 7,5 x). Längsschnitt

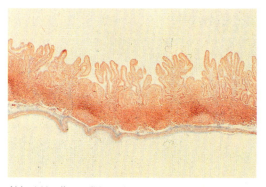

Abb. 140 Ileum (Mensch. Azan, Vergr.: 15 x). In der Submucosa ausgedehnte Lymphzellanhäufungen (Noduli lymphatici aggregati)

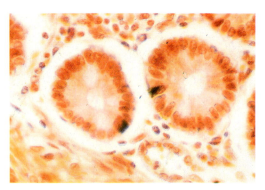

Abb. 141 Chromaffine Zellen (Ileum, Mensch. Masson-Hamperl, Vergr.: 405 x). Serotoninhaltige, chromaffine Zellen enthalten schwarze Granula

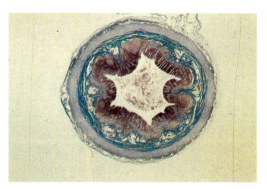

Abb. 142 Appendix vermiformis (Mensch. Hämalaun-Eosin, Vergr.: 7 x). Oben: Mesenteriolum

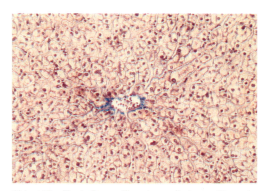

Abb. 143 Zentralvenenläppchen (Leber, Mensch. Azan, Vergr.: 120 x). Zentrum: V. centralis. Die Leberzellbalken mit den dazwischenliegenden Sinusoiden verlaufen konvergierend zur Zentralvene

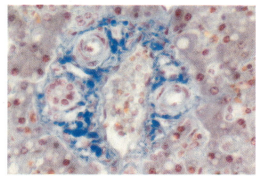

Abb. 144 Glissonsches Dreieck (Leber, Mensch. Azan, Vergr.: 300 x). Im Stroma (blau) links Gallengang mit einschichtigem, kubischem Epithel, Zentrum: V. interlobularis. Links oben und rechts zwei Aa. interlobulares

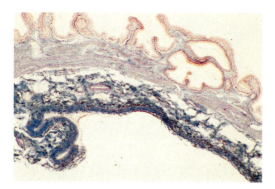

Abb. 145 Gallenblase (Mensch. Azan, Vergr.: 19 x). Von oben nach unten: Lamina epithelialis, Lamina propria, Tunica muscularis, Tunica subserosa. Die Tunica serosa ist bei dieser Vergrößerung nicht zu sehen.

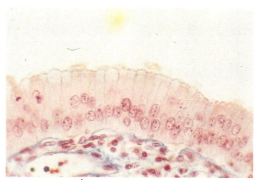

Abb. 146 Gallenblase (Mensch. Azan, Vergr.: 300 x). Oben: einschichtiges hochprismatisches Epithel der Tunica mucosa mit deutlichen Zellgrenzen, unten: Lamina propria

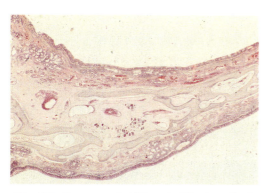

Abb. 147 Nasenmuschel (Mensch. Hämalaun-Eosin, Vergr.: 13,13 x). Oben und unten: mehrreihiges Flimmerepithel mit Becherzellen, Zentrum: Knochen

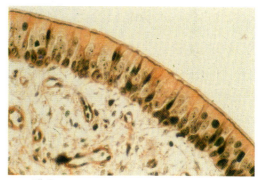

Abb. 148 Riechschleimhaut (Hund. Hämatoxylin nach Heidenhain-Chromotrop, Vergr.: 300 x). Die Rezeptorzellen heben sich als dunkle, langgestreckte Elemente von den Stützzellen ab.

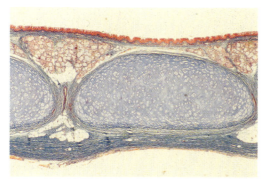

Abb. 149 Trachea (Längsschnitt, Mensch. Azan, Vergr.: 15 x). Oben: Mucosa mit submukösen Glandulae tracheales

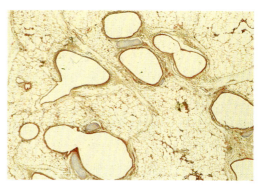

Abb. 150 Lunge (Mensch. Azan, Vergr.: 5 x). Intrapulmonale Bronchi und Bronchioli

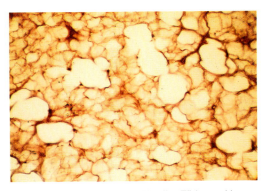

Abb. 151 Lunge (Mensch. Elastika-Färbung, Vergr.: 75 x). Elastische Netze um die Ductuli alveolares und die Alveolen

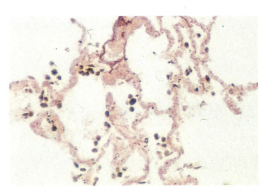

Abb. 152 Lunge (Mensch. Hämalaun-Eosin, Vergr.: 120 x). Alveolarbereich der Lunge mit Alveolarphagozyten (Herzfehlerzellen) in den Alveolen

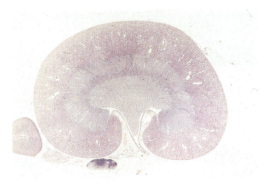

Abb. 153 Niere (Ratte. Hämalaun-Eosin, Vergr.: 3 x). Bei den unipapillären Nieren sind Rinde (oben), Markaußenzone (Mitte) und Markinnenzone (unten) klar gegeneinander abgrenzbar

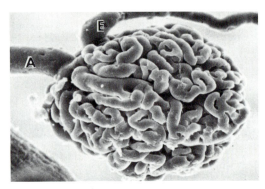

Abb. 154 Glomerulus (Niere, Mensch. Ausgußpräparat. Rasterelektronenmikroskopische Aufnahme, Vergr.: 200 x). Arteriola afferens (A), Arteriola efferens (E)

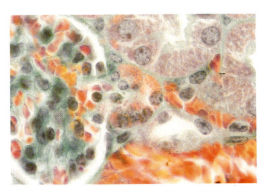

Abb. 155 Niere (Maus. Goldner, Vergr.: 712,5 x). Gefäßpol eines Nierenkörperchens mit granulierten epitheloiden Zellen (rote Granula). Zwei Hauptstückanschnitte rechts oben

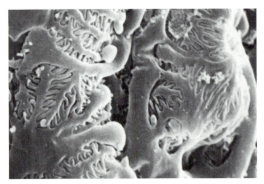

Abb. 156 Podozyten (Niere, Mensch. Rasterelektronenmikroskopische Aufnahme, Vergr.: 4500 x)

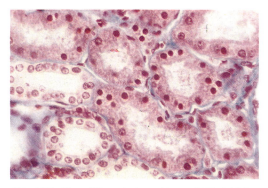

Abb. 157 Niere (Mensch. Azan, Vergr.: 3,75 x). Links: zwei heller gefärbte Mittelstückanschnitte, sonst die dunkler angefärbten Hauptstücke, Anschnitte der Pars contorta

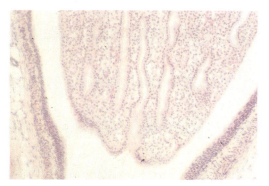

Abb. 158 Nierenpapille (Ratte. Hämalaun-Eosin, Vergr.: 75 x). Einmündung der Ductus papillares in das Nierenbecken

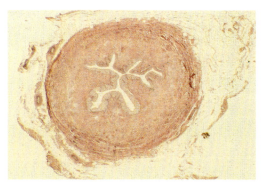

Abb. 159 Ureter (Mensch. Hämalaun-Eosin, Vergr.: 15 x). Sternförmiges Lumen, Auskleidung mit Übergangsepithel, dreischichtige Tunica muscularis mit breiten Zwischenlagen aus Bindegewebe, außen Tunica adventitia (lockeres Bindegewebe)

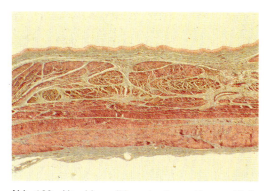

Abb. 160 Harnblase (Mensch. Azan, Vergr.: 12 x). Oben Übergangsepithel, darunter die Lamina propria, an diese anschließend die Tunica muscularis mit vorwiegend in drei Schichten verlaufenden Muskelzellbündeln, unten: Tela subserosa

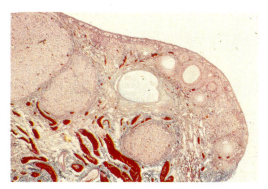

Abb. 161 Ovarium (Katze. Azan, Vergr.: 9 x). Oben: Rinde mit Follikeln und Corpora lutea, unten: Mark mit stark blutgefüllten Gefäßen

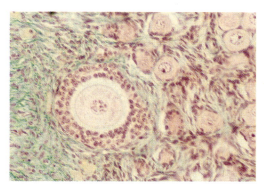

Abb. 162 Ovarium (Mensch. Goldner, Vergr.: 187,5 x). Rindenzone. Im Zentrum ein Sekundärfollikel, rechte Bildhälfte: Primärfollikel

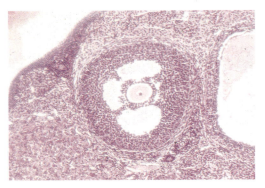

Abb. 163 Beginnender Tertiärfollikel (Eierstock, Ratte. Hämalaun-Eosin, Vergr.: 75 x)

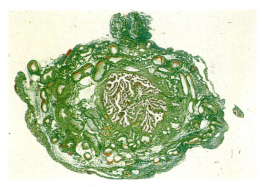

Abb. 164 Tube (Mensch. Querschnitt, Goldner, Vergr.: 6 x)

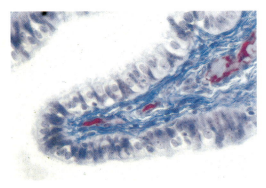

Abb. 165 Tube (Mensch. Masson-Trichrom, Vergr.: 300 x). Sezernierende Zellen: hell, Stiftchenzellen: dunkel, Flimmerhaare unten an der angeschnittenen Schleimhautfalte deutlich

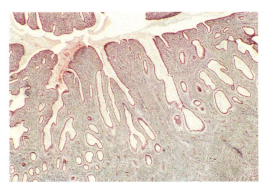

Abb. 166 Uterus (Mensch. Azan, Vergr.: 17 x). Oben: Zona compacta, unten: Zona spongiosa

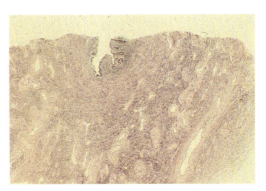

Abb. 167 Uterus (Kind. Hämalaun-Eosin, Vergr.: 15 x). Die Uterusschleimhaut (oben in der Mitte) ist extrem dünn

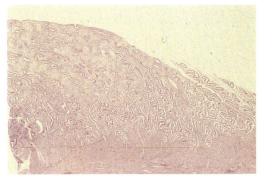

Abb. 168 Uterus, Proliferationsphase (Mensch. Hämalaun-Eosin, Vergr.: 9,5 x). Charakteristisch sind die engen, nicht dilatierten Drüsenschläuche

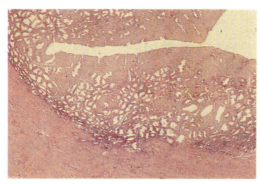

Abb. 169 Uterus, Sekretionsphase (Mensch. Hämalaun-Eosin, Vergr.: 8 x). Dilatierte Drüsenschläuche, die besonders in der Zona spongiosa auffallen und diese prägen

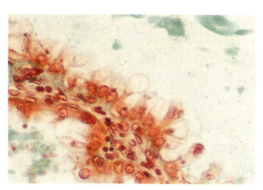

Abb. 170 Uterus gravidus (Mensch. Goldner, Vergr.: 300 x). Die Epithelzellen der Schwangerschaftsdrüsen zeigen eine starke apokrine Sekretion

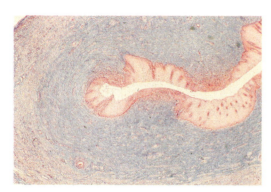

Abb. 171 Vagina (Mensch. Azan, Vergr.: 15 x). Das Lumen der Vagina, das mit einem vielschichtigen Plattenepithel ausgekleidet ist, stellt sich im ungedehnten Zustand als kapillärer Spaltraum dar

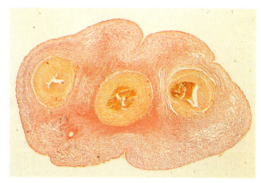

Abb. 172 Nabelstrang (Mensch. Hämatoxylin-v. Gieson, Vergr.: 7,2 x). Zwei Arteriae umbilicales, eine Vena umbilicalis, unten links: Rest des Ductus omphaloentericus

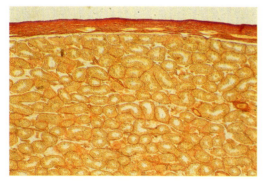

Abb. 173 Hoden (Mensch. Hämatoxylin-v. Gieson, Vergr.: 27 x). Oben: Tunica albuginea (rot), unten: Anschnitte von Hodenkanälchen

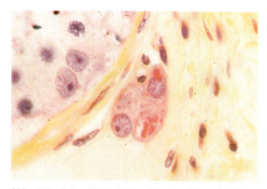

Abb. 174 Interstitielle Zellen (Hoden, Mensch. Hämalaun-Säurefuchsin-Tuchechtgelb, Vergr.: 712,5 x). Rot angefärbte Reinkesche Eiweißkristalle im Zytoplasma der interstitiellen Zellen (Leydigsche Zwischenzellen)

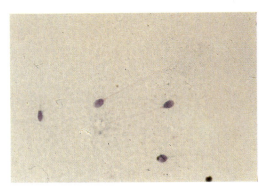

Abb. 175 Spermien (Mensch. Papanicolaou, Vergr.: 712,5 x)

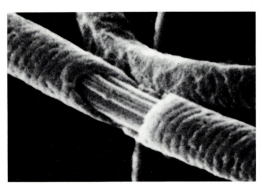

Abb. 176 Spermien (Ratte. Gefrierbruch, rasterelektronenmikroskopische Aufnahme, Vergr.: 26 000 x). Ringfaserscheide aufgebrochen, Aufsicht auf die Mantelfasern

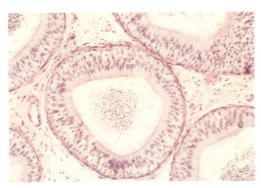

Abb. 177 Nebenhoden (Mensch. Hämalaun-Eosin, Vergr.: 120 x). Ductus epididymidis. Im Lumen Spermien. Die Kanälchenanschnitte sind von lamellärem Bindegewebe umgeben

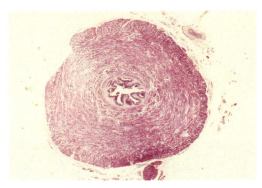

Abb. 178 Ductus deferens (Mensch. Hämalaun-Eosin, Vergr.: 15 x). Von innen nach außen: Tunica mucosa, Tunica muscularis und Tunica adventitia mit Blutgefäßen

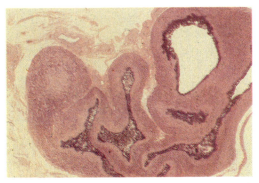

Abb. 179 Samenblase. (Mensch. Querschnitt, Hämalaun-Eosin, Vergr.: 6 x). Der ca. 15 cm lange Drüsenschlauch ist mehrmals angeschnitten. Die Schleimhaut ist von starker Muskulatur umgeben

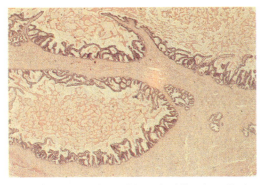

Abb. 180 Samenblase (Mensch. Hämalaun-Eosin, Vergr.: 12 x). Die Mucosa der angeschnittenen Drüsenschläuche zeigen eine starke Kammerung und Fältelung

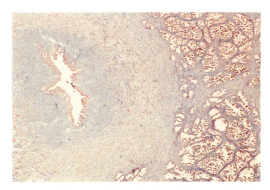

Abb. 181 Prostata (Mensch. Azan, Vergr.: 6 x). Linke Bildhälfte: Urethra, rechte Bildhälfte: tubulo-alveoläre Drüsenendstücke

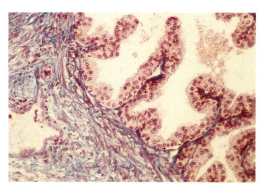

Abb. 182 Prostata (Mensch. Azan, Vergr.: 120 x). Epithelfalten der Drüsenschlauchwand; z. T. kubisches, z. T. ein- bis zweireihiges, hochprismatisches Epithel

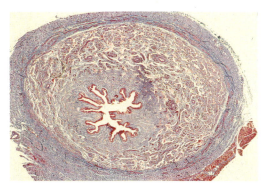

Abb. 183 Urethra masculina (Mensch. Azan, Vergr.: 3,75 x). Sternförmiges Lumen, starke Lamina propria, umgeben vom Corpus spongiosum penis

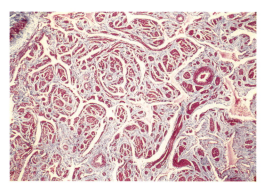

Abb. 184 Corpus spongiosum (Penis, Mensch. Azan, Vergr.: 30 x). Zahlreiche, miteinander anastomosierende Venen, im Stroma zahlreiche Bündel glatter Muskelzellen

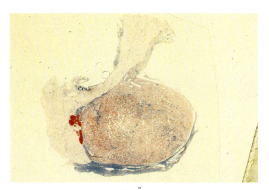

Abb. 185 Hypophyse (Mensch, Azan, Vergr.: 4,5 x). Links: Neurohypophyse, oben: Hypophysenstiel und Pars tuberalis, rot: Kolloidzysten der Zwischenzone, rechts: Adenohypophyse, kräftig blau: Kapsel

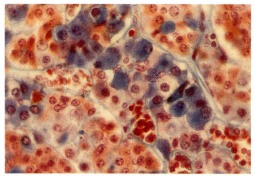

Abb. 186 Hypophysenvorderlappen (Hypophyse, Mensch. Azan, Vergr.: 300 x). Basophile, azidophile und chromophobe Zellen

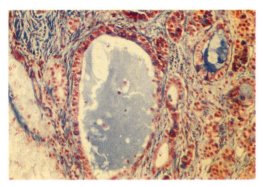

Abb. 187 Hypophysenzwischenlappen (Hypophyse, Mensch. Azan, Vergr.: 120 x). Große Kolloidzyste, chromophobe Zellen

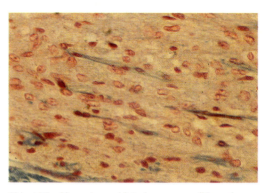

Abb. 188 Hypophysenhinterlappen (Hypophyse, Mensch. Azan, Vergr.: 300 x). Pituizyten und marklose Nervenfasern

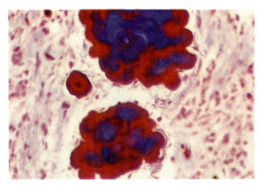

Abb. 189 Epiphyse (Mensch. Azan, Vergr.: 100 x). Acervulus cerebri, unregelmäßig begrenzt. Alte Hirnsandanteile kräftig blau, neue leuchtend rot. Rechts und links: Astrozyten, Pinealzellen und Nervenfasern

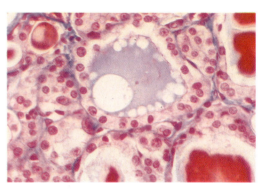

Abb. 190 Schilddrüse (Mensch. Azan, Vergr.: 300 x). Schilddrüsenfollikel mit unterschiedlich gefärbtem Kolloid und starker Vakuolisierung (Randvakuolen)

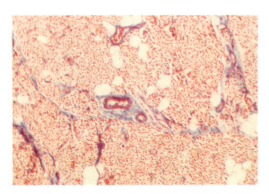

Abb. 191 Glandula parathyreoidea (Mensch. Azan, Vergr.: 40 x)

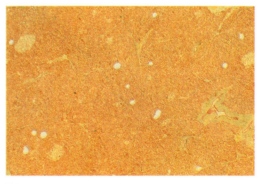

Abb. 192 Pancreas (Mensch. Trichrom nach Calleja, Vergr.: 11 x). Hellgrün: Bindegewebe; helle, rundliche Gebilde: Langerhanssche Inseln, vereinzelte Fettvakuolen; bräunlich: seröser Anteil

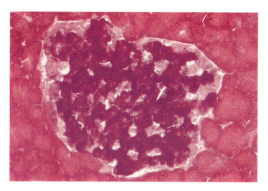

Abb. 193 Langerhanssche Insel, (Pancreas, Mensch. Pseudoisocyanin, Vergr.: 187,5 x). Darstellung der B-Zellen

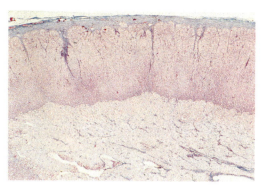

Abb. 194 Nebenniere (Mensch. Azan, Vergr.: 12 x). Von oben nach unten: Kapsel (blau), Rinde (dunkelrosa), Mark (hellrosa)

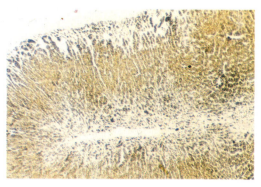

Abb. 195 Nebenniere (Mensch. Sudanschwarz, Vergr.: 18,75 x). In der Rindenregion sind die drei Zonen (Zona glomerulosa, fasciculata und reticularis) gut unterscheidbar

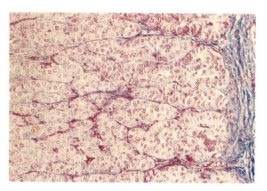

Abb. 196 Nebenniere (Mensch. Azan, Vergr.: 120 x). Von links nach rechts: Kapsel, Zona glomerulosa, Anfang der Zona fasciculata

Abb. 197 Großhirnrinde (Mensch. Kresylviolett, Vergr.: 18,75 x). Links: freie Oberfläche, Zentrum: Pyramidenzellen

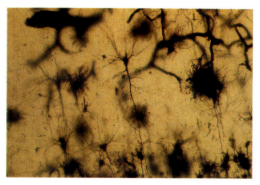

Abb. 198 Pyramidenzellen (Großhirnrinde, Mensch. Versilberung, Vergr.: 75 x) [N.]

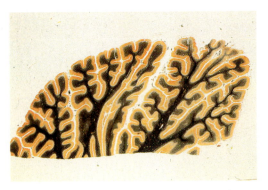

Abb. 199 Kleinhirn (Mensch, Triple-Stain nach Novotny, Vergr.: 1,9 x). Stratum moleculare hell, Stratum granulosum und Lamina alba dunkel [N.]

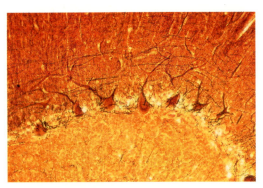

Abb. 200 Kleinhirn (Mensch. Versilberung nach Cajal, Vergr.: 120 x). Oben: Stratum molekulare, Mitte: Stratum ganglionare mit den Perikaryen der Purkinje-Zellen, unten: Stratum granulosum

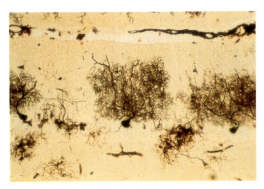

Abb. 201 Kleinhirnrinde (Mensch. Versilberung nach Golgi-Bubenait, Vergr.: 75 x). Purkinje Zellen [N.]

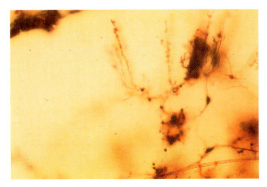

Abb. 202 Kleinhirnrinde (Mensch. Versilberung nach Golgi, Vergr.: 120 x). Bergmann-Zellen [N.]

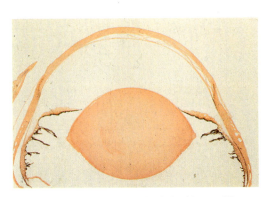

Abb. 203 Vorderer Augenabschnitt (Auge, Säuger. Hämalaun-Eosin, Vergr.: 3 x). Vgl. schematische Abb. S. 142.

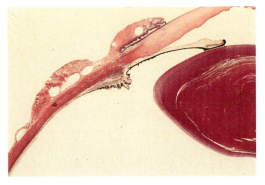

Abb. 204 Vorderer Augenabschnitt (Auge, Mensch. Hämalaun-Eosin, Vergr.: 5,4 x) vgl. schematische Abb. S. 142

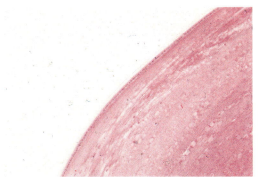

Abb. 205 Linse (Auge, Mensch. Hämalaun-Eosin, Vergr.: 75 x). Oben: Linsenepithel und Linsenkapsel

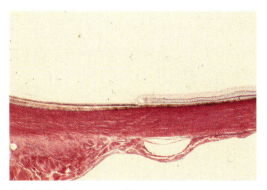

Abb. 206 Ora serrata (Auge, Mensch. Hämalaun-Eosin, Vergr.: 19 x). Links oben: Pars caeca retinae, rechts oben: Pars optica retinae

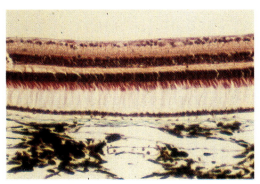

Abb. 207 Retina (Auge, Affe. Goldner, Vergr.: 120 x) vgl. Tab.: S. 143. Oben: Membrana limitans interna und Opticusfaserschicht, unten: Choroidea mit Pigmentzellen

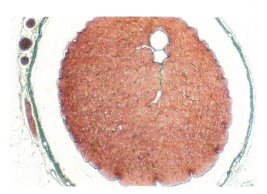

Abb. 208 Nervus opticus (Affe. Goldner, Vergr.: 18,75 x). Oben: Arteria und Vena centralis retinae [N.]

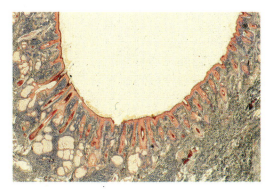

Abb. 209 Äußerer Gehörgang (Mensch. Azan, Vergr.: 10 x). Wand des 1. Drittels, Knorpel außerhalb des Bildausschnittes

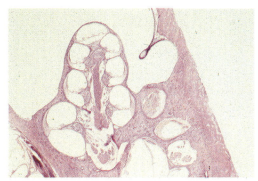

Abb. 210 Innenohr (Mensch. Hämalaun-Eosin, Vergr.: 9 x). Schnitt durch die Cochlea mit dem spiralig verlaufenden Schneckengang

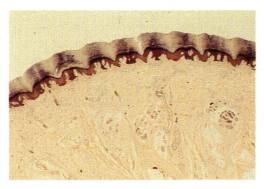

Abb. 211 Leistenhaut (Fingerbeere, Mensch. Hämalaun-Eosin, Vergr.: 12 x).

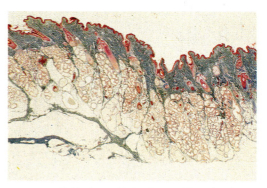

Abb. 212 Felderhaut (Achselhaut, Mensch. Azan, Vergr.: 4,8 x)

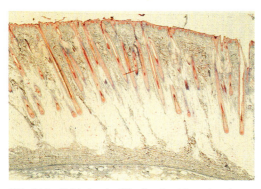

Abb. 213 Felderhaut (Kopfhaut, Mensch. Azan, Vergr.: 4,8 x)

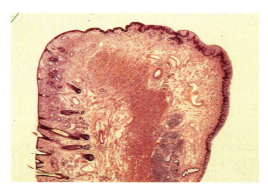

Abb. 214 Lippe (Mensch. Hämalaun-Eosin, Vergr.: 3,75 x). Links: äußere Haut mit Haaren, oben links: Lippenrot, oben rechts: Übergang in die Mundschleimhaut

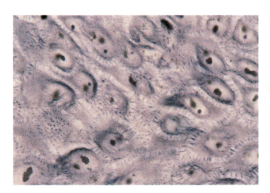

Abb. 215 Stachelzellen (spitzes Kondylom, Mensch. Hämatoxylin nach Heidenhain, Vergr.: 712,5 x)

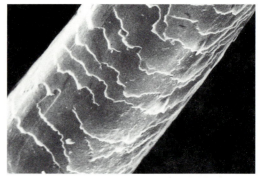

Abb. 216 Haar (Mensch. Rasterelektronenmikroskopische Aufnahme, Vergr.: 750 x)

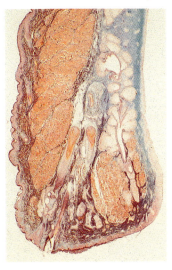

Abb. 217 Augenlid (Mensch. Azan, Vergr.: 14,4 x). Rechts: Innenseite, links oben: Lidrand, links: dünne äußere Haut, Zentrum: quergestreifte Muskulatur, freie Talgdrüsen und kollagenes Bindegewebe (blau)

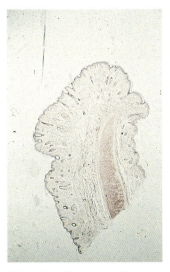

Abb. 218 Ohrmuschel (Mensch. Hämalaun-Orcein, Vergr.: 2,6 x). Außen: Überzug aus äußerer Haut, Zentrum: elastischer Knorpel

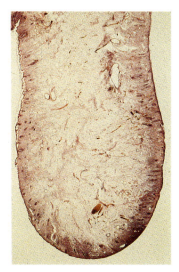

Abb. 219 Ohrläppchen (Mensch. Hämalaun-Eosin, Vergr.: 3,75 x). Außen: Überzug aus äußerer, schweißdrüsenarmer Haut mit Lanugobehaarung, Zentrum: fettreiche Subcutis mit Blutgefäßen und Nerven

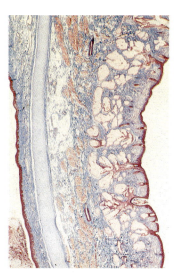

Abb. 220 Nasenflügel (Mensch. Azan, Vergr.: 7,5 x). Links: Innenseite, rechts: Außenseite, Zentrum: hyaliner Knorpel, Bindegewebe und kleine Bündel quergestreifter Muskulatur

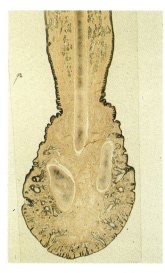

Abb. 221 Nasenseptum (Mensch. Hämalaun-Eosin, Vergr.: 3,75 x). Oben: äußere Haut, Zentrum: hyaliner Knorpel (Cartilago septi nasi und Vomeronasalis)

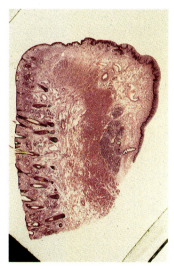

Abb. 222 Lippe (Mensch. Hämalaun-Eosin, Vergr.: 2,7 x). Links: äußere, behaarte Haut, links oben: Lippenrot, rechts: Mundschleimhaut, Zentrum: M. orbicularis oris

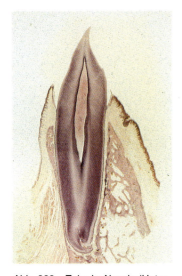

Abb. 223 Zahn in Alveole (Unterkiefer, Mensch. Hämalaun-Eosin, Vergr.: 2,4 x)

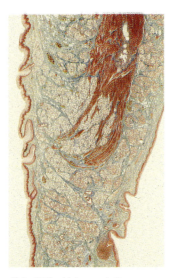

Abb. 224 Velum palatinum (Mensch. Azan, Vergr.: 17,44 x). Links: orale Seite mit mukösen Glandulae palatinae, rechts: nasale Seite, Zentrum: quergestreifte Muskulatur (rot)

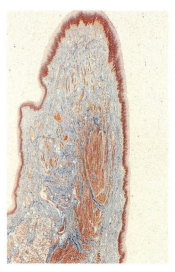

Abb. 225 Uvula (Mensch. Azan, Vergr.: 7,5 x). Links: orale Seite, rechts: pharyngeale Seite, Zentrum: M. uvulae [N.]

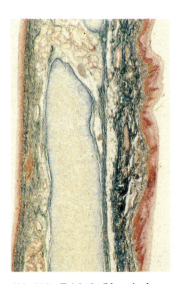

Abb. 226 Epiglottis (Mensch. Azan, Vergr.: 15 x). Links: laryngeale Seite, rechts: linguale Seite, Zentrum: elastischer Knorpel

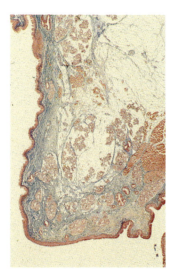

Abb. 227 Kehlkopf, Plica ventricularis (Mensch. Azan, Vergr.: 8,4 x). Links: vestibuläre Seite, rechts: ventrikuläre Seite

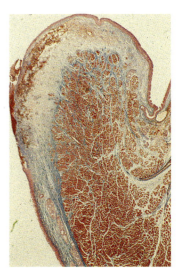

Abb. 228 Kehlkopf, Plica vocalis (Mensch. Azan, Vergr.: 9 x). Zentrum: M. vocalis, darüber das von mehrschichtigem Plattenepithel überdeckte Ligamentum vocale

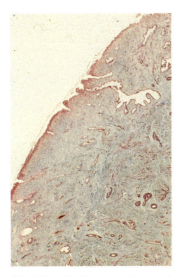

Abb. 229 Portio vaginalis uteri (Mensch. Azan, Vergr.: 9 x). Links unten: Vaginalhaut, links oben: Zervikalschleimhaut, rechts: bindegewebiges Stroma

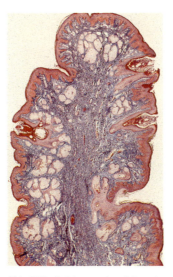

Abb. 230 Labium majus (Mensch. Azan, Vergr.: 9,6 x). Links: Innenseite (am Anfang noch schwach verhornt und behaart), rechts: Außenseite, Zentrum: fettfreies Bindegewebe

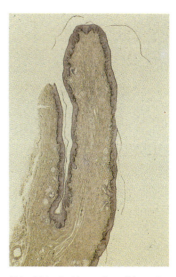

Abb. 231 Labium minus (Mensch. Hämalaun-Eosin, Vergr.: 9,6 x). Links: Außenseite, rechts: Innenseite mit freien Talgdrüsen

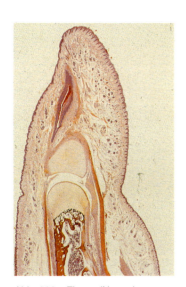

Abb. 232 Finger (Neugeborenes. Hämalaun-Eosin, Vergr.: 6 x). Links: Dorsalseite mit Felderhaut, rechts: Palmarseite mit Leistenhaut, Zentrum: Anschnitte von Mittel- und Endphalanx sowie Nagelwurzel

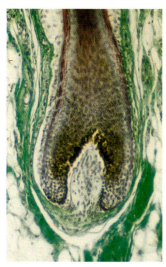

Abb. 233 Haarpapille (Kopfhaut, Mensch. Goldner, Vergr.: 120 x)

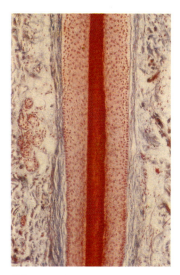

Abb. 234 Haarwurzel (Kopfhaut, Mensch. Azan, Vergr.: 120 x)

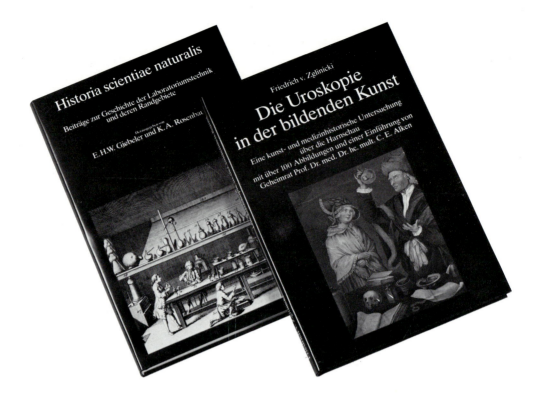

Zu empfehlen

Zwei kostbare neue Bücher für alle wissenschaftlich-kunsthistorisch interessierten Leser

Die modernen Naturwissenschaften sind Wegbereiter des Fortschritts. Keimzellen für Forschung und Entwicklung sind die Laboratorien.
Seit über 25 Jahren erscheint die „GIT Fachzeitschrift für das Laboratorium" mit Berichten über Entwicklungen und Ergebnissen aus den Forschungsstätten unterschiedlichster Fachdisziplinen und hat damit ¼ Jahrhundert Geschichte der Laboratoriumsarbeit mitgeschrieben. Dieses Jubiläum war für den Verlag Anlaß zur Herausgabe des vorliegenden Buches.
Die „Historia scientiae naturalis" enthält Beiträge namhafter Autoren zur Geschichte des chemischen Laboratoriums, der Mikroskopie, der analytischen Chemie, der Labordestillation, der Waage, der Schiffspharmazie und der Krankenhausinfektionen. Die beispielhaft bebilderten Kapitel machen dieses Buch für jeden naturwissenschaftlich Interessierten zu einem wertvollen Nachschlagewerk.

Mit diesem mir vorgelegten Bildwerk hat die Harnbeschau gleichsam eine Wiedergeburt erlebt. Wer nur etwas mit der Materie einer Bilddokumentation vertraut ist, der weiß, welche jahrelange Kleinarbeit erforderlich war, um das einmalige, umfangreiche Bildmaterial, wie es hier geboten wird, zusammenzustellen und literarisch mit wissenschaftlicher Akribie zu interpretieren. Ist auch in der medizinhistorischen Fachliteratur die Harnbeschau häufig erwähnt und beschrieben, so gibt es meines Wissens eine derartige Übersicht in dieser enzyklopädischen Form und in dieser Wort-Bild-Kombination noch nicht.
Wie aus der Fachbezeichnung hervorgeht, ist die Urologie eindeutig urinbezogen. Die konservative Innere Medizin und insbesondere die Nephrologie stehen der Harndiagnostik sehr viel näher. Man gewinnt jedoch den Eindruck, daß sich in unserer hektischen, schnellebigen Zeit nicht nur in der älteren, sondern auch in der jüngeren Generation eine Tendenz zu einer Rückschau in die Vergangenheit anbahnt. In diesem Sinne darf das vorliegende Buch nicht nur den Vertretern der angesprochenen Disziplinen, sondern jedem medizinhistorisch Interessierten warm empfohlen werden!

(aus der Einführung von Geheimrat Prof. Dr. med. Dr. h.c. mult. C. E. Alken)

GIT VERLAG